医者が教える
アロエベラの
体にやさしい
抗酸化力

サビない人は食べている

クリニックF　院長
医学博士・工学博士・薬学博士
藤本幸弘

はじめに

私は来年に50歳を迎えます。医師国家試験に合格し、医師免許をもらったときは25歳でしたので、人生の半分以上を医師として過ごしたことになります。医師は病気の専門家ですので、病気になった患者と対峙することがほとんどです。そして、医師に与えられた武器は、内科であれば薬、外科であれば手術となります。しかしながら、長年医師をしているうちに、病気に対する対処法と、健康を維持するための健康法というのは、そもそもベクトルが違う方向を向いているのではないかと思うようになりました。

皆さんは、「病気」と「健康」とは対立するものとお考えなのではないでしょうか？健康には、いろいろなレベルがあります。「完璧な健康状態」から「まあまあ健康」、「病気寸前の健康」も「健康」の範疇に入ると思います。厚生労働省の指導では、これらの病気を早期発見しましょうということになり、40歳以上のがん年齢になると人間ドックなどのさまざまな検査を勧められることになります。しかしながら、臓器が悲鳴を上げる寸前、病気一歩手前の「病気寸前の健康」であっても、健康診断では「異常なし」と判定されることがあるのはご存知の通りです。

健康診断の結果がすべてＡＡ判定であっても、完璧な健康である保証は実はどこにもないのです。

がんのもととなる細胞というものは、体の中に毎日数百個の単位で出現します。多くは体内の免疫システムにより破壊されますが、ごく一部の悪い細胞が、精密な体内の免疫システムの網の目を逃れ、何年もの時間をかけて増殖していくのです。これらの細胞が米粒大の大きさになると、レントゲンやＣＴで発見できるようになります。その段階で早期発見しようというのが現在の予防医療のシステムです。

しかしながら、病気になった段階で薬を投与するという対症療法的、「オフェンシヴ（攻撃的）」な対処法ではなく、体の各臓器の「ディフェンス（防御）能力」を上げ、病気になる前から予防していく未病に対する心構えが大切だとは思いませんか？

私は、健康の度合いにはレベルがあることを認識し、ディフェンス能力を上げる＝健康度を上げるという視点をもつことが重要だと思います。

活性酸素について

病気にならないように健康度を増進していくというベクトルで考えていくと、正しい栄養学の知識が必要になってきます。現在の五大栄養素を中心に学ぶ栄養学は、戦中戦後の栄養不足の時代に骨格が作られましたので、必要な栄養素を摂ることに主眼が置かれていたと思います。しかしながら、現在、栄養不足によって病気になる人はほとんどいないと言ってよいでしょう。

医学の進歩により、さまざまな病気の原因が活性酸素群であることがわかってきました。これには、スーパーオキシド、過酸化水素、一重項酸素、ヒドロキシラジカルと4つの種類があります。これらの物質が体に多くたまると、文字通り体がサビるということになります。

活性酸素については本書で詳しく紹介しますが、ここでも簡単に説明しましょう。呼吸やエネルギー産生時には体内に「スーパーオキシド」という活性酸素が多く発生します。スーパーオキシドはスーパーオキシドジスムターゼ（SOD）という酵素によって、「過酸化水素」という、より分解しやすく毒性の低い活性酸素に変化して、体内で無毒化されていきます。ところが残念なことに、この「ＳＯＤ活性」は、35歳をピークにどんどん低下します。ＳＯＤ活性が落ちてくると、「スーパーオキシド」が、ヒドロキシラジカルやペルオキシナイトライトのような、より悪性の活性酸素や活性窒素に変化してしまい、がんや老化の原因となり、それらの成長を助けてしまうこともあるのです。

では、ＳＯＤに代わるものはないのでしょうか。多くの抗酸化剤が発売されていますが、調べてみますと、スーパーオキシドを除去できる物質は、実際にはほとんどないことに気づきました。トコフェロール、カロテン、フラボノイド、リボフラビン、システイン、グルタチオンなど、一般的に抗酸化剤として知られている物質は、スーパーオキシド除去には全く無効なのです。

新たな医学の観点に立つと、老化や病気の原因となる「活性酸素」の、中でも「スーパーオキシド」を効率よく除去する栄養素こそ、健康度を維持するためには不可欠であるといえます。

なぜ、アロエベラなのか

活性酸素を除去し、健康度を上昇させる食材には何があるのだろうと、いろいろ探っていたときのことでした。数多くのサプリメントが世の中に氾濫し、緑茶に含まれるカテキンや、ワインに含まれるポリフェノールがよいなどという意見の中、周囲にアロエベラに興味をもっている人がいました。それも一人や二人ではありませんでした。

そこから興味をもち、アロエベラについて調べてみることにしました。健康素材としてのアロエベラは古くから伝えられてきましたので、アロエベラに関する論文は多数あります。さまざまな研究論文を読むうちに、「アロエベラが、SOD活性を上げる」という文章を見つけたのです。35歳以上でSOD活性が低下した際に、アロエベラという食材が有効なのではないかと思いました。アロエベラについての本は多く発売されているようですが、活性酸素とのかかわりでアロエベラについて述べた本は過去にないようです。過去にある多くの論文を紐解き、成書としてまとめてみることは、アンチエイジング医療にかかわる医師としても意義のあることだと思いました。

アロエベラで、未病のうちにがんを断つ

その観点に立ったとき、見えてきたものがあります。これまでアロエベラは糖尿病にいい、肝臓病にいいなどという伝承が数多くありましたが、なぜ効果があるのかについては誰にもわからない、いわば作用機序はブラックボックスだったわけです。しかし、アロエベラが生体のSOD活性を上げ、活性酸素除去を助ける素材なのだということがわかれば、多くの伝承も、医学的に理が通ってきます。

ただし、アロエベラさえ飲めば病気が治るということではありません。いったん病気になってしまった場合は、西洋医学の力を借りるべきです。アロエベラの役割はあくまで、病気になりにくくする、もしくは発症を遅らせる効果があるということです。

ちなみに、本書で言うところの「アロエベラ」は、あくまでも葉の中にあるゼリー状の葉肉、「ゲル」部分のことを言います。あるいはゲルをジュースにした食材の話です。外皮には薬用成分が含まれていて、副作用などの問題もあるので摂取する場合は除く必要があります。

本書ではまず、活性酸素についてわかりやすく解説します。そのうえでアロエベラについての理解を深め、アロエベラの豊富な内容成分を紹介し、いかに美容や健康に優れた素材なのかを具体的にお話ししていきます。そしてアロエベラを健康度アップのために有効活用することで、がんを未病のうちに断つ、賢い方法を伝授しましょう。

活性酸素に抗する抗酸化剤の代わりになるわけではありませんが、アロエベラは間違いなく体内の抗酸化作用を上げる、貴重な天然素材です。

何歳からでも遅くはありません。アロエベラを上手に活用して、若々しく、サビない体を作りましょう！

2019年4月吉日

クリニックF　院長
東京都市大学工学部医用工学科　客員教授
医師　医学博士　工学博士　薬学博士　　藤本　幸弘

CONTENTS

医者が教えるアロエベラの体にやさしい抗酸化力
サビない人は食べている 目次

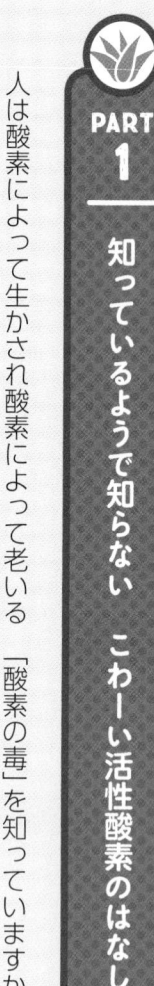

PART 2 アロエベラって何？

CONTENTS

PART 3 アンチエイジングの大敵　活性酸素

PART 4

さまざまな病気と活性酸素とSOD

CONTENTS

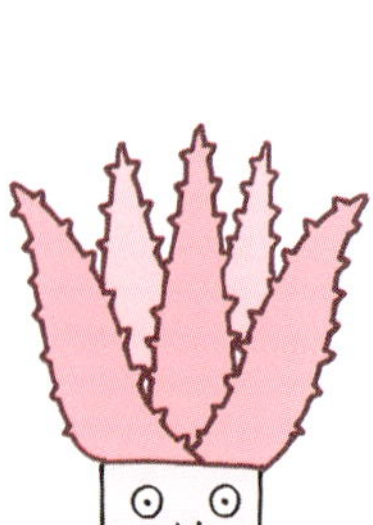

PART 1

知っているようで知らない
こわーい活性酸素のはなし

ALOEVERA

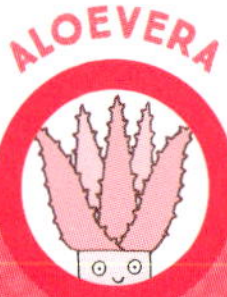

人は酸素によって生かされ酸素によって老いる「酸素の毒」を知っていますか？

言わずもがなではありますが、人は酸素がなければ生きていけません。もちろん、人だけでなく、地球上の多くの生き物が酸素なしでは生きていけません。酸素は生命の源なのです。

地球上の生き物が高度な進化を遂げたのは、体内で酸素を利用して大量のエネルギーを作り出すことができるようになったからだと言われています。カギを握るのが細胞の中にあるミトコンドリアです。ミトコンドリアは酸素を使うことでたいへん効率のいいエネルギー代謝を行うことができます。その効率のよさは、酸素を使わない代謝の実に19倍と言われます。

ただし、よいことばかりではありません。

酸素は周囲と結合する力が強いので、きちんと処理されないと非常に危険な存在となってしまうのです。

呼吸により体内に取り入れられた酸素はエネルギー産生に使われた後、ほとんどは

図　体内に入った酸素の使い道

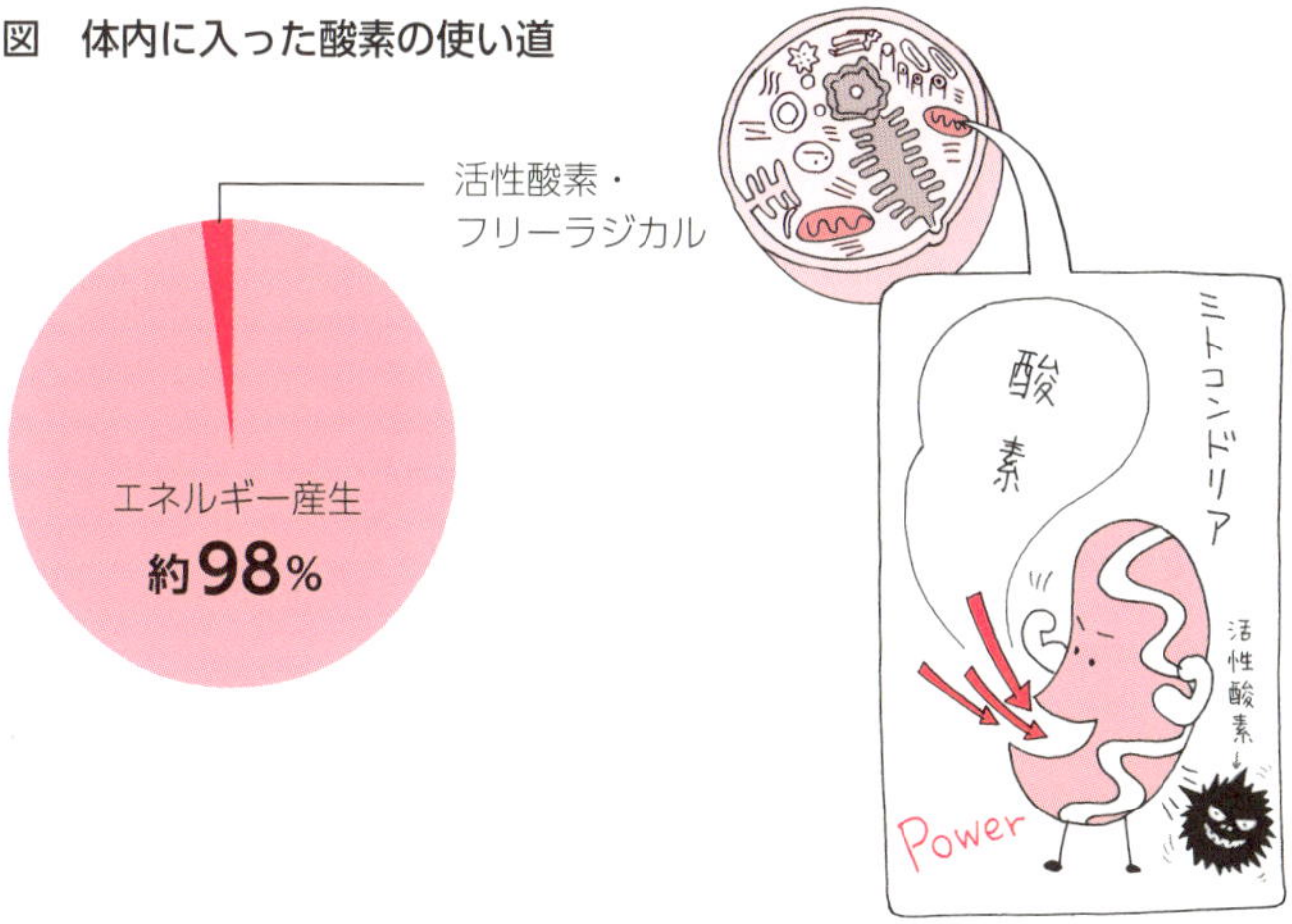

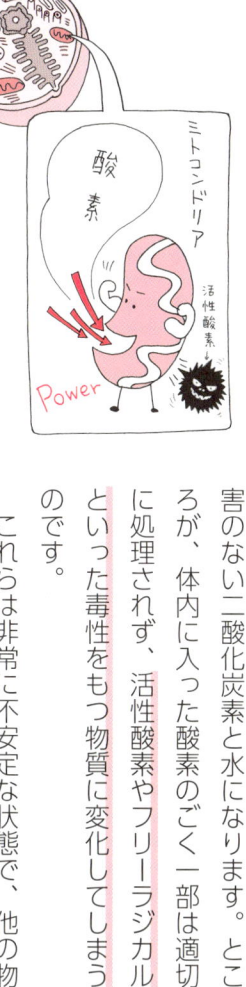

害のない二酸化炭素と水になります。ところが、体内に入った酸素のごく一部は適切に処理されず、活性酸素やフリーラジカルといった毒性をもつ物質に変化してしまうのです。

これらは非常に不安定な状態で、他の物質と結びつこうとして細胞を破壊し、サビさせ傷つけてしまいます。まさに、私たちの健康への脅威となるのです。

これが「酸素の毒性」と言われるものです。

生きるために酸素は必要ですが、同時に毒でもあるのです。人類が莫大なエネルギー産生システムを獲得した代償と言えるかもしれません。

あなたのまわりは活性酸素のもとだらけ

人は生命を維持するための呼吸により、自ずと活性酸素を体内に発生させてしまうわけですが、呼吸以外にも、活性酸素を発生させる要因はいろいろあるのです。たとえば、疲労やストレスが原因となって、活性酸素が生まれることもわかっています。京都府立大学で行われた動物実験では、ラットをストレス状態に置くことによって胃潰瘍を作らせるという実験が行われています。

タバコに含まれる有害物質が、活性酸素を大量に発生させることもよく知られています。タバコを吸うことによって、活性酸素が肺を直撃して、呼吸器疾患や肺がんの原因になります。

除草剤やダイオキシン、重金属などの有害物質も、活性酸素やフリーラジカルの発生源となることがわかっています。また、大気汚染、電磁波、放射線も発生の要因となります。紫外線も活性酸素を作り出します。このような活性酸素を発生させないようにすることが重要です。

図　活性酸素の発生要因と病気の関係

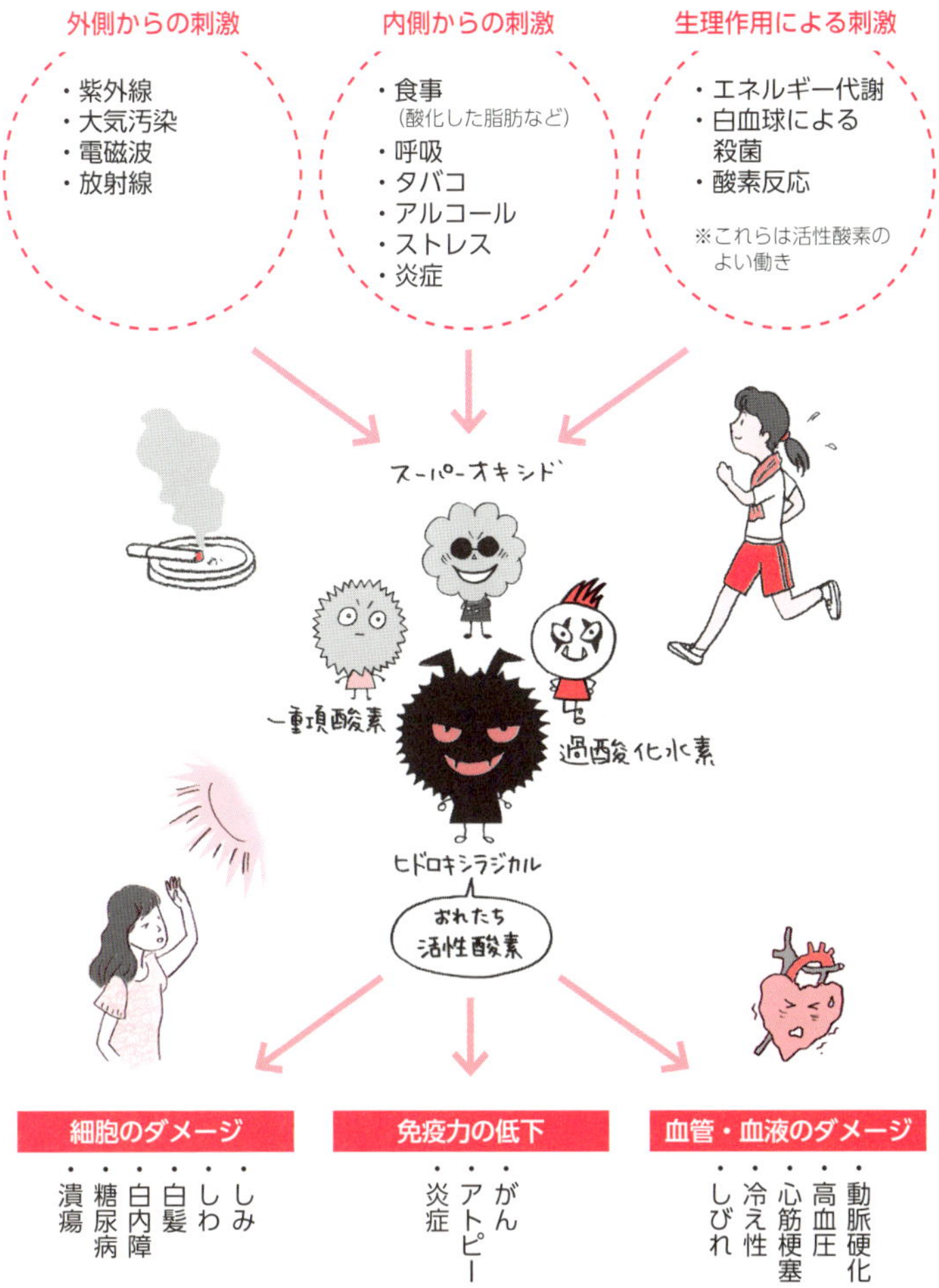
外側からの刺激
・紫外線
・大気汚染
・電磁波
・放射線
内側からの刺激
・食事
（酸化した脂肪など）
・呼吸
・タバコ
・アルコール
・ストレス
・炎症
生理作用による刺激
・エネルギー代謝
・白血球による殺菌
・酸素反応
※これらは活性酸素のよい働き
スーパーオキシド
一重項酸素
過酸化水素
ヒドロキシラジカル
おれたち活性酸素
細胞のダメージ
・しみ
・しわ
・白髪
・白内障
・糖尿病
・潰瘍
免疫力の低下
・がん
・アトピー
・炎症
血管・血液のダメージ
・動脈硬化
・高血圧
・心筋梗塞
・冷え性
・しびれ

スポーツ選手に短命が多い

私たちは、運動することは体によいことと思っています。とりわけ中高年になると、医師から運動をすることを勧められることもしばしばですし、体を動かすことを意識するようになってきます。

しかし、元横綱・千代の富士関がすい臓がんにより、61歳という若さで亡くなったことは記憶に新しいことです。千代の富士関の最大の目標だった、元横綱・北の湖関も2015年に62歳で亡くなっています。力士だけでなく、スポーツ選手は、一般人より、平均すると6～10年短命であるデータもあるそうです。

適度な運動をすることは、心身ともにリフレッシュし、実に気持ちがよいものですが、ここに意外な落とし穴があるのです。とりわけ、年齢に比して激しい運動をすることは活性酸素を増やすことにつながりかねません。スポーツの種類で言えば、マラソンやトライアスロンなどが該当します。

運動をすることには大量のエネルギーが必要とされるため、有酸素的代謝が高まる

図　運動と寿命の関係

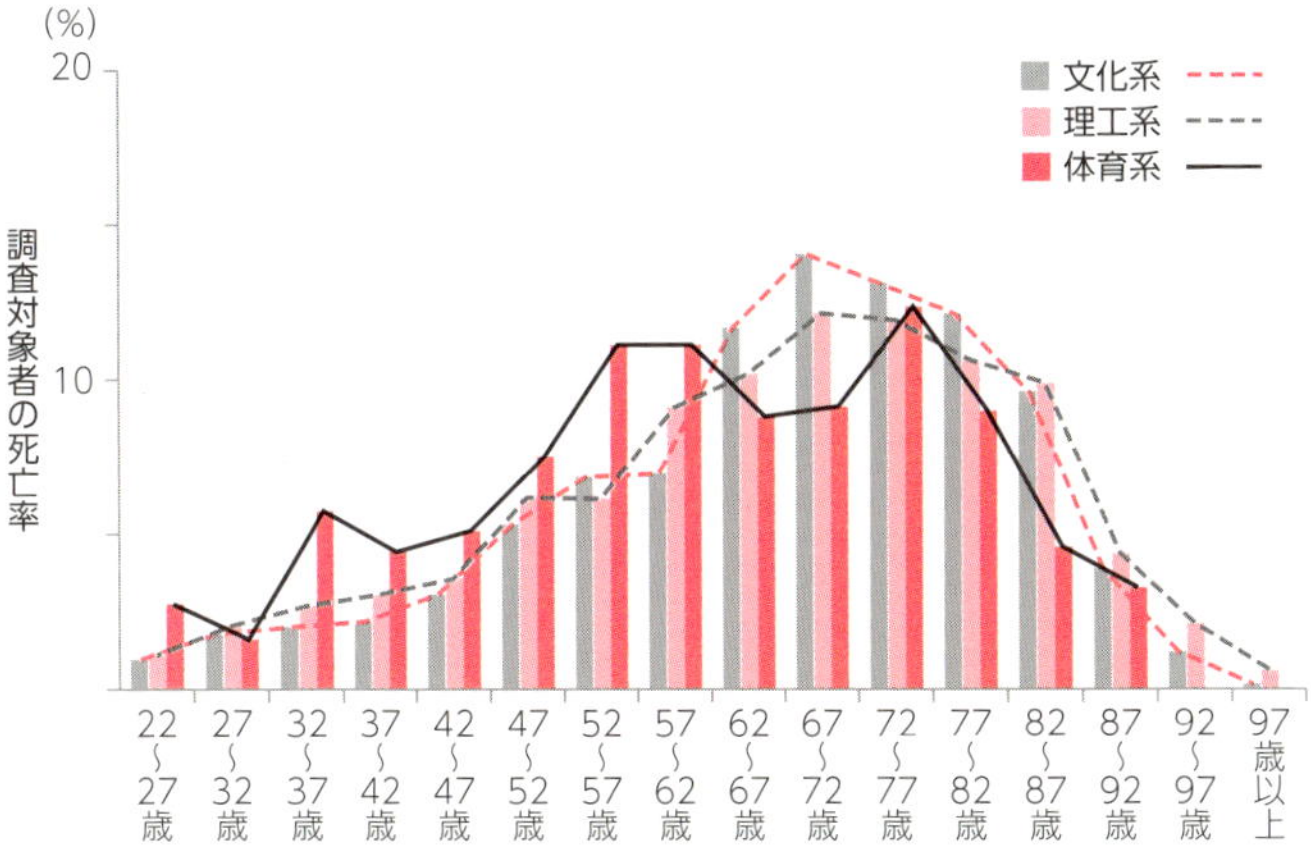

ことによって、酸素消費が安静時の10倍から20倍に達することが知られています。当然のことですが、消費される酸素が増えれば、それに応じて発生する活性酸素の量も増えるわけです。酸素摂取量の数パーセントは、ミトコンドリアの電子伝達系の過程で、「スーパーオキシド」などの活性酸素やフリーラジカルに変換されてしまうというわけです。

ですから、私が勧めるのは、過度な運動を自分に課すより、まわりの人と笑いながら話せるぐらいの運動量です。ボーリングやゴルフなど、年齢に合わせた「ほどほどの量」の運動を心がけてほしいと思います。

活性酸素の電子はひとりぼっちの暴れん坊

これまで、「ヒドロキシラジカル」だとか「スーパーオキシド」など、なじみのない言葉をお伝えしましたが、これらは、4種類存在する活性酸素の名前です。

では、活性酸素とはどのようなものなのでしょうか？

活性酸素とは、私たちの体内で水や酸素から生み出される、反応力が非常に強い不安定な物質のことを指します。

安定している物質とはどのような状態なのかと言えば、分子の最も外側の軌道に電子が2つずつペアになっている状態です。

ペアにならない単独の電子をもっている非常に反応度の高い分子を、フリーラジカルと言います。このようなペアを失った電子がつながる電子を求めてあちこちの物質から電子を奪い酸化させるために、フリーラジカルは非常に危険な存在となるのです。

活性酸素の中でも、スーパーオキシドとヒドロキシラジカルがフリーラジカルです。

活性酸素は、水や酸素から生み出される物質です。水分子は水素原子が2つと酸素

図 “酸化”とは電子を失うこと、“還元”とは電子を得ること

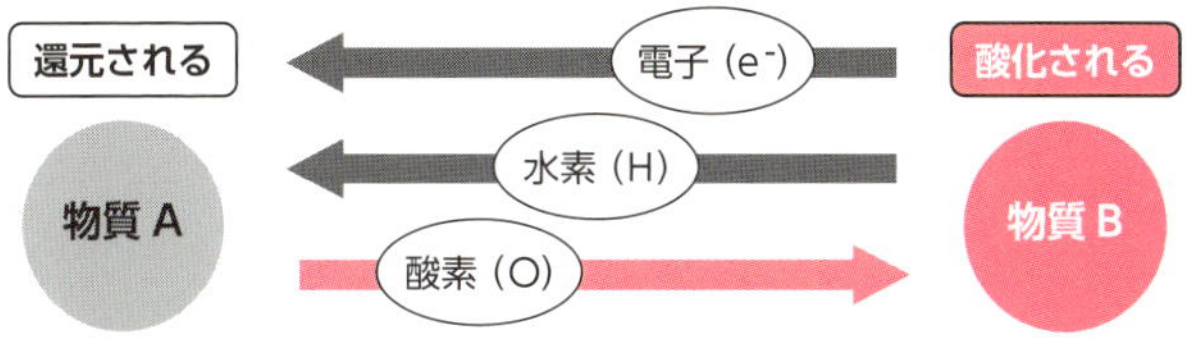

酸化と還元の違い

還元されると サビない。新鮮。若返る。	**還元される**	**酸化される**	**酸化されると** サビる。劣化。老化する。
	電子 (e^-) を得る	電子 (e^-) を失う	
	水素 (H) と化合する	水素 (H) を失う	
	酸素 (O) を失う	酸素 (O) と化合する	
	一方が還元されると、他方は酸化される		

原子が1つ、結びついた分子です。

紫外線などから強いエネルギーを受けた水分子はそのつながりが切れてしまい、あちこちの物質とぶつかり合い、酸化させていくのです。

強いエネルギーには、先ほど話した紫外線以外に放射線もあります。福島第一原子力発電所事故以来、放射線を意識するようになりましたが、私たちが暮らす地上には絶えず、宇宙から放射線が降り注いでいます。強いエネルギーを受けた水分子H_2Oは、OとHという形に変わり、ここでできたOHが活性酸素ヒドロキシラジカルなのです。

ALOEVERA

活性酸素の「4つのタイプ」

① スーパーオキシド

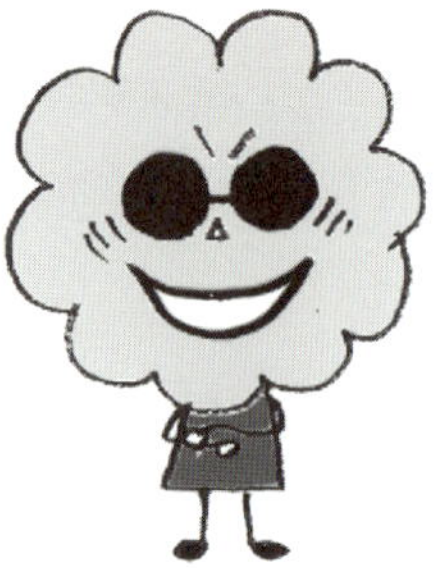

活性酸素には、次の4種類があることを覚えておいてください。本書では活性酸素をわかりやすくするために、①スーパーオキシド、②一重項酸素、③過酸化水素、④ヒドロキシラジカルと番号をふりました。

①スーパーオキシド（フリーラジカル）

体内で発生するもののうち、初期の活性酸素が、「スーパーオキシド」です。

体細胞内のミトコンドリアでエネルギーが作られる際に発生する物質で、大量に発生します。水分子に強いエネルギーが当たると、HとOの結合が切れるのではなく、電子だけが弾き出されてし

② 一重項酸素

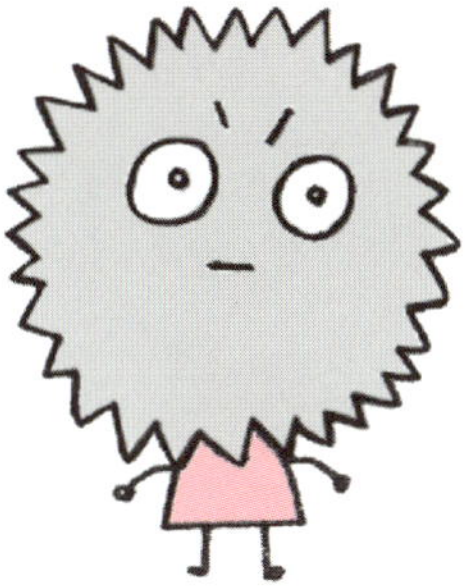

まうことがあります。この弾き出された電子を酸素分子が拾うとスーパーオキシドに変わります。スーパーオキシドは、ペアなし電子をもつ「フリーラジカル」で、白血球の殺菌にも使用されます。体内ではSOD（スーパーオキシドジスムターゼ）によってより毒性の低い過酸化水素に変化します。35歳まではSODの活性が高いのでほとんど問題になりませんが、35歳以上の方はその生成に気を付けなければなりません。

② 一重項酸素

酸素分子は、2個の酸素原子が合計3本の結合（三重項酸素）をしてできます。そこに紫外線や放射線のエネルギーが加わると、そのうち2本の結合が切れて、電子が1つしかない空の軌道を2つもつ「一重項酸素」と呼ばれる活性酸素となり

③ 過酸化水素

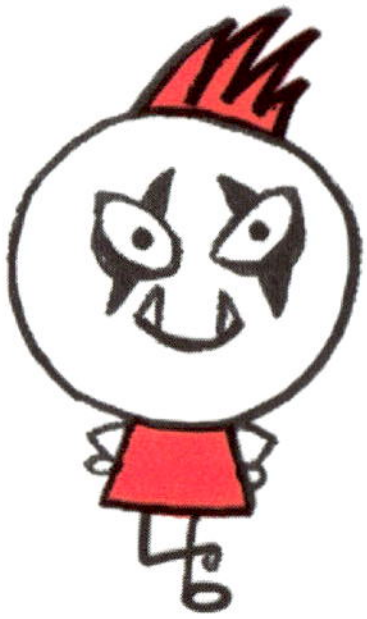

ます。空の軌道があることで酸素分子より不安定な性質をもちます。ペアを失った電子があるわけではないので、フリーラジカルではないのですが、そのバランスの悪さから非常に強い反応力をもっていて、周りの物質を傷つけてしまいます。

一重項酸素は、紫外線によってよく発生します。タンパク質を破壊する性質をもっているため、肌に悪影響を及ぼしやすい活性酸素です。

③過酸化水素

スーパーオキシドが、その活動を無毒化する体内の抗酸化酵素により、過酸化水素に変わります。体内ではグルタチオンペルオキシダーゼやカタラーゼなどの体内の何種類かの酵素が、水と二酸化炭素に分離してくれますので比較的安全です。

④ ヒドロキシラジカル

④ヒドロキシラジカル（フリーラジカル）

最後に紹介するのが、電子を奪う力が非常に強い最悪の活性酸素ヒドロキシラジカルです。ヒドロキシラジカルがDNAの近くで生成されると、塩基を傷つけたり、鎖を切断したりしてDNA損傷を引き起こします。また、存在できる時間が非常に短いことも知られています。ヒドロキシラジカルは、生成された瞬間に原爆のように、周りの組織を酸化させてしまうのです。攻撃された細胞は正常な細胞分裂ができなくなるために異常な細胞分裂をして、がん細胞に進行してしまうこともあります。同様に老化の原因になります。また、神経を傷つけて神経系の病気を作り出したり、肌の衰えのもとになったりとトラブルメーカーのような存在といえます。

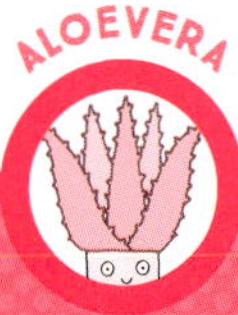

健康長寿のカギは「とろ火」って何のこと？

人間は体内に取り込んだ酸素を燃焼させ、そのエネルギーで生命を維持している生き物です。

これまでお話ししてきたように、酸素にはメリットとデメリットがあります。

私たちは生きていくエネルギーを生み出すために、呼吸を通じて酸素を取り込んで活用しています。

この生命維持の「火」が消えてしまうのは死を意味しますが、さりとて燃えすぎてもトラブルに襲われます。生命維持の「火」が大炎上してしまったら、病気に体が冒されてしまうわけです。つまり、人間は酸素という非常に反応性の高い物質の酸化という攻撃から、いかに身を守るかという、デメリットに対しても答えを出さないといけないわけです。

活性酸素の酸化力を、「火」にたとえてみるなら、「①スーパーオキシド」は「マッチの火」程度のものと言っていいでしょう。ところが一方、「④ヒドロキシラジカル」

「とろ火」が若さや健康を保つカギ

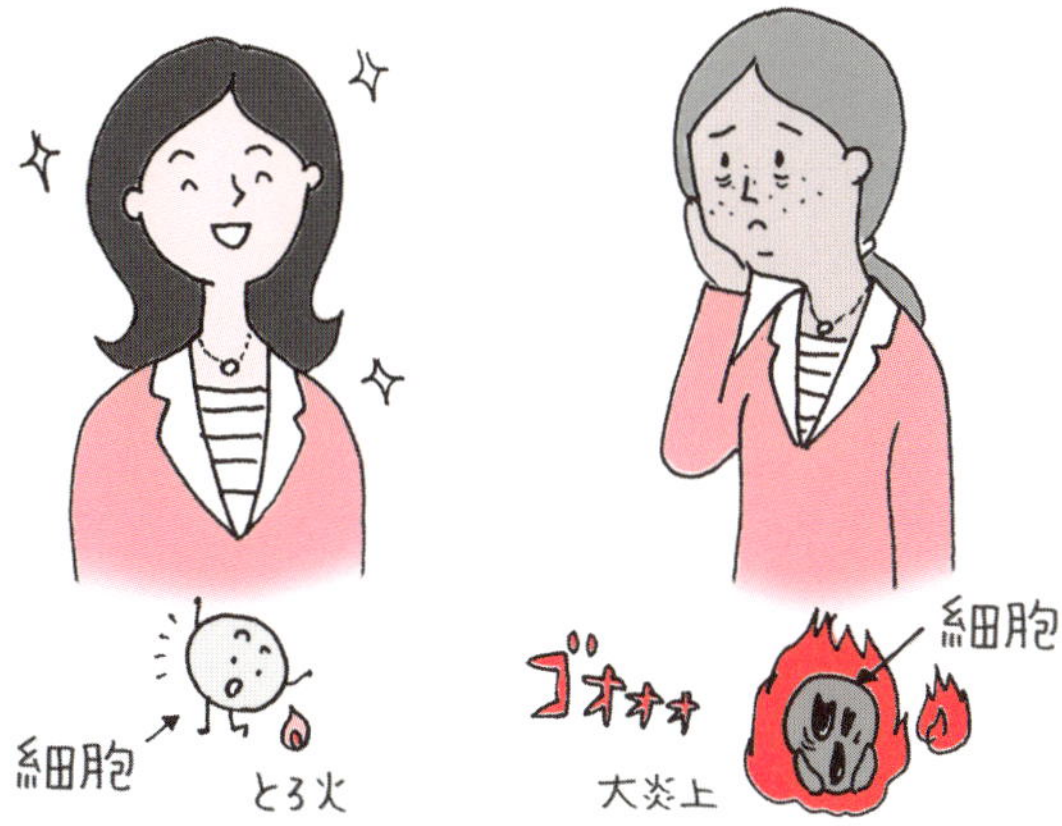

に関しては、原爆級という比較にならない「炎」なわけです。あっという間に、周りの細胞が酸化され、老化や死を早めてしまう破壊力をもっています。

若さや健康を保つには、体内で燃やす「火」は、「原爆」ではなく「とろ火」が一番。

では、そのためにはどうすればよいのでしょうか？

私たちの体には危険な活性酸素を無毒化する防御システムが備わっています。その代表的なものが「抗酸化物質」です。

「抗酸化物質」こそ、「とろ火」をキープするカギと言えます。

抗酸化物質が体を守ってくれる

ここでは、体内で「とろ火」をキープするためのカギ「抗酸化物質」と、先に述べた4つの活性酸素の関係について見ていきます。

水分子（H_2O）に外部からの強いエネルギーが当たると、電子が弾き出されてしまうことがあります。

弾き出された電子と、近くにいる酸素分子（O_2）が結合すると活性酸素の①スーパーオキシドに変わります。

しかし、私たちの体内には①スーパーオキシドを無害化する抗酸化物質があります。これが、スーパーオキシドジスムターゼ（SOD）と呼ばれる酵素です。

SODにより、①スーパーオキシドは③過酸化水素に変化します。

③過酸化水素は、比較的に安定した物質ですが、活性酸素であることに変わりはないわけで、やはり細胞やDNAを破壊してしまう危険があります。

③過酸化水素を無害化するために、アスコルビン酸やカタラーゼという酵素などの

図　おもな活性酸素の発生

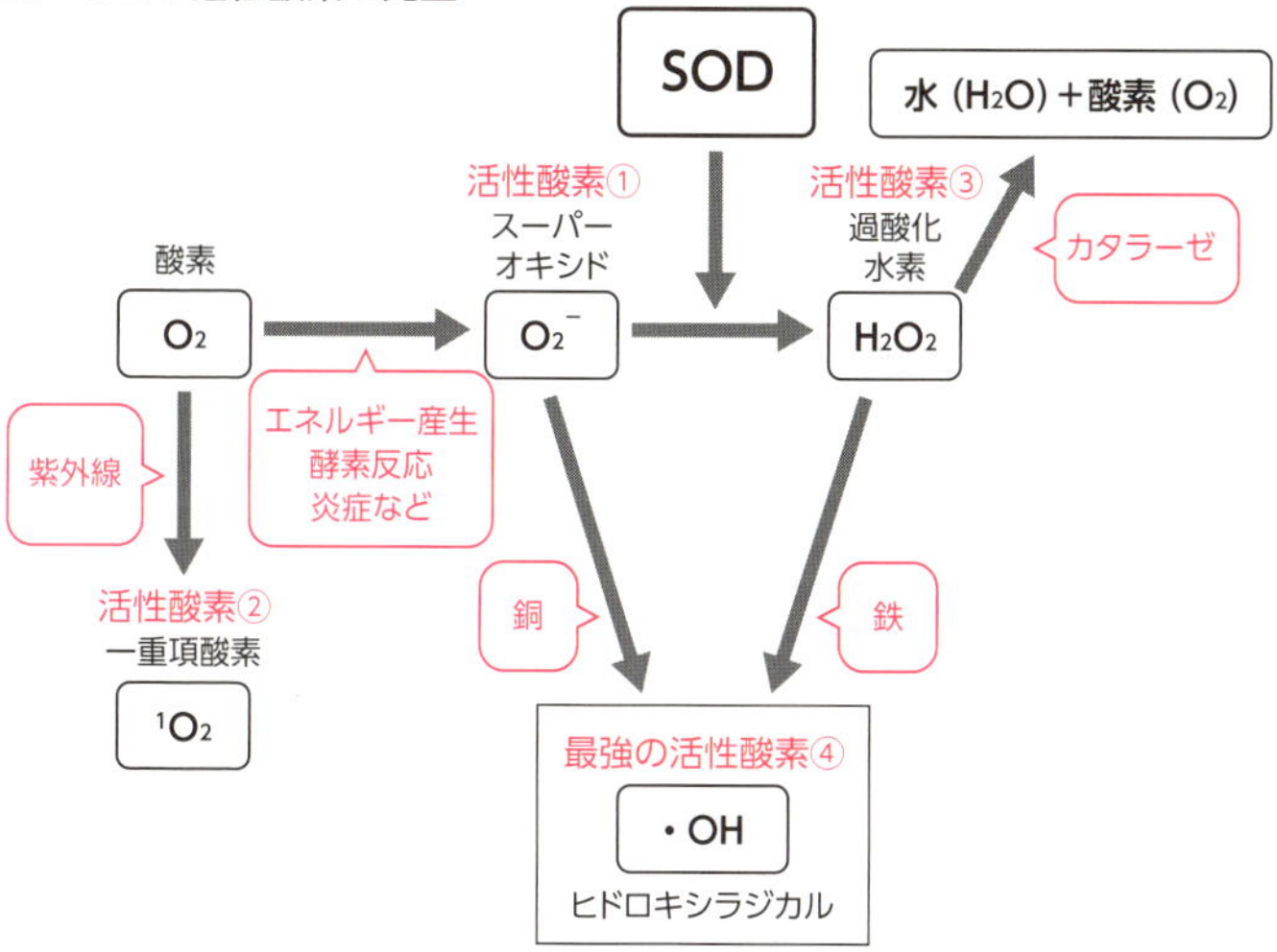

図　活性酸素を除去する酵素の役割

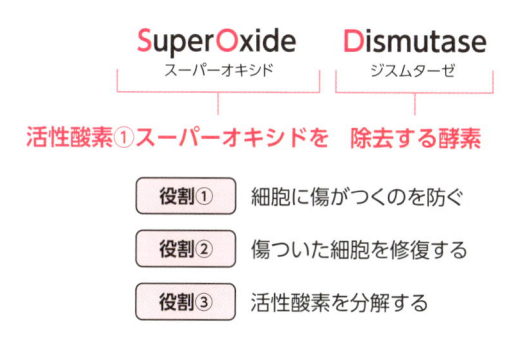

Super**O**xide　**D**ismutase
スーパーオキシド　ジスムターゼ

活性酸素①スーパーオキシドを　除去する酵素

役割①　細胞に傷がつくのを防ぐ

役割②　傷ついた細胞を修復する

役割③　活性酸素を分解する

※SODが除去できる活性酸素はスーパーオキシドのみです

抗酸化物質があります。
②一重項酸素を無害化する抗酸化物質としては、常に紫外線にさらされている状況から組織を守るために作られた植物のフィトケミカルが最も有名です。トマトに豊富に含まれているリコピンやβ－カロテン、ビタミンE（トコフェロール）などが挙げられます。
④ヒドロキシラジカルは、大量に発生し、処理しきれなかった「①スーパーオキシド」から銅を介した反応により、あるいは「③過酸化水素」から鉄を介した反応により、発生します。きわめて反応性が高く酸化力も強いので、体に多大なダメージを与える活性酸素です。
残念ながら、この「原爆級」に危険な④ヒドロキシラジカルに対抗する体内酵素はありません。

さらに、①スーパーオキシドに体内の生理活性物質の一酸化窒素（NO）が付くことで、ペルオキシナイトライトというフリーラジカルの物質ができるのですが、こちらも④ヒドロキシラジカルと同じくらい毒性の強いものです。

最悪のヒドロキシラジカルを防ぐには

④ヒドロキシラジカルは、他の物質と反応する力が強く、原爆級の破壊力をもっていることは先に述べました。にもかかわらず④ヒドロキシラジカルには、対応できる体内酵素はありません。

この活性酸素④ヒドロキシラジカルは体内に10のマイナス何乗秒という、ほんの短い時間しか存在しないという性質をもっています。④ヒドロキシラジカルは作られたその瞬間、爆発して姿を消します。そのため体外から抗酸化物質を摂り入れても間に合わず、意味がないわけです。

そしてボンと爆発する瞬間、恐ろしい破壊力で周囲を酸化させて消えるのです。

では、どうすればいいのでしょう。

④ヒドロキシラジカルは絶対に作らせないようにする。これに尽きます。

そのためには、①スーパーオキシドが原爆のような④ヒドロキシラジカルになる前に、害の少ない③過酸化水素に変化する流れを構築することが最も重要なのです。

そのカギを握るのが抗酸化物質なのです。

抗酸化物質のキーパーソン「スーパーオキシドジスムターゼ（SOD）」

ALOEVERA

4つの活性酸素に対して、酸化力を無毒化する抗酸化物質との関係図をご覧ください（次ページ）。水素だけは、すべての活性酸素に効果があることがわかります。この根拠となる論文も存在します。注目したいのは、体内で作られる体内酵素は、スーパーオキシドジスムターゼ、グルタチオンペルオキシダーゼ、ペルオキシダーゼ、カタラーゼだけなのです。①スーパーオキシドを無害化できる抗酸化物質は、数少ないのです。体外から摂り入れるものとしては水素分子、ビタミンC（アスコルビン酸）に限られます。体内酵素としては、スーパーオキシドジスムターゼ（SOD）のみとなります。このSODは、①スーパーオキシドを比較的害の少ない、③過酸化水素に変えることで、原爆級の破壊力をもつヒドロキシラジカルの脅威から私たちの体を守ってくれるのです。つまり、①スーパーオキシドから③過酸化水素へという流れを、常に体内に作っておかないといけないというわけです。

参考文献　高柳輝夫・大坂武男／編、日本化学会監修『活性酸素』（丸善）

図 4つの活性酸素と主な抗酸化物質との関係

	活性酸素の種類			
	フリーラジカル		フリーラジカルでない	
	①スーパーオキシド O_2^-	④ヒドロキシラジカル ・OH	③過酸化水素 H_2O_2	②一重項酸素 $^1O_2$
	活性酸素の前駆体	攻撃性が高く一番肌にダメージを与える活性酸素	安定しているが金属や光と反応してヒドロキシラジカルを発生する	普通の酸素分子に近い
ビタミンC(アスコルビン酸)	○	○	×	○
水素分子	○	○	○	○
スーパーオキシドジスムターゼ	○	×	×	×
ビタミンE(トコフェロール)	×	×	○	○
グルタチオンペルオキシダーゼ	×	×	○	×
ペルオキシダーゼ	×	×	○	×
カタラーゼ	×	×	○	×
システイン	×	○	×	×
グルタチオン	×	○	×	×
リノール酸	×	○	×	×
α-カロテン	×	○	×	×
β-カロテン	×	○	×	○
フラボノイド	×	○	×	×
リボフラビン	×	×	×	○
ビリルビン	○	×	×	×
尿酸	×	○	×	○

※○=除去可能　×=除去不可能

※高柳輝夫、大坂武男／編、日本化学会監修『活性酸素』(丸善) P27 より改変

スポーツ選手が超えられない「35歳の壁」

スポーツ選手の多くが、35歳を区切りに引退を考え、実際に引退していくのはなぜだと思いますか？

その理由は、スーパーオキシドジスムターゼ（SOD）活性が35歳ぐらいから、どんどん低下するからです。

活性酸素の無毒化システムと言われるものが、抗酸化反応機構です。活性酸素やフリーラジカルによる酸化を止め、活性酸素を安定的な水に変える働きをするのが、このSODはじめ、グルタチオンペルオキシダーゼ、ペルオキシダーゼ、グルタチオンなどの体内酵素です。

しかし、年齢を重ねるに従って、この活性酸素を無毒化するシステムである、体内の抗酸化作用のシステムが衰えていき、活性酸素による体内の損傷が増えていくようになります。

とりわけ、「極悪活性酸素」である④ヒドロキシラジカルを作らせないためのカギ

図　各年齢層別健康人リンパ球のSOD誘導能

0.1mg/mlパラコートと血液中リンパ球を18時間混合培養した場合

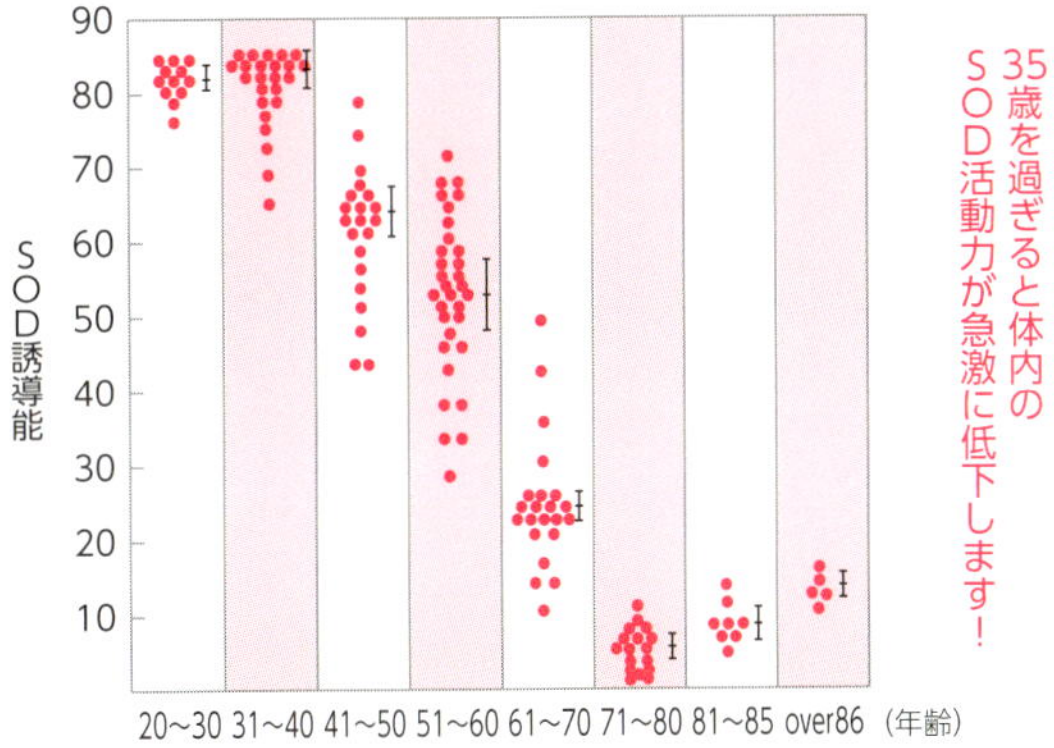

※合同会社 日本抗酸化 ホームページ（https://ssl.sod-japan.com/）より改変

となるのが、①スーパーオキシドを③過酸化水素に変えるSODという体内酵素なのですが、悲しいかな、SODは35歳をピークに生成作用が低下してしまうのです。

したがって疲労が抜けにくかったり、身体が重くなり思うように動けなくなるなど、プロのスポーツ選手にとっては致命的なことが起きてくるわけです。

これを私は「35歳の壁」と呼んでいます。35歳というのは、人間にとって1つの区切りとなる年齢なのです。

細心の注意を払い、体を丹念にケアしているプロスポーツ選手ですら引退を余儀なくされるのは、これが理由です。

アロエベラがスーパーオキシドを無害化してくれる

重要なのは、①スーパーオキシドを放置して、④ヒドロキシラジカルに変える流れを作らないということです。

30代半ば以降の人間にとって、体内酵素である「SOD」の生産量が落ちていくのは必然のこと。そうであるならば、体外から①スーパーオキシドを③過酸化水素へと変え、無毒化に導く抗酸化物質を体内に入れる必要があります。

しかし、①スーパーオキシドを除去可能な物質は、残念ながらそう多くはありません。ちまたで万能だと言われている「β-カロテン」も太刀打ちできません。

私は体内のSOD活性を上げる食べ物を探しはじめたのです。

そこで注目したのが、アロエベラだったのです。

抗酸化だけじゃない！　アロエベラはマルチプレーヤー

アロエベラという植物がいきなり出てきて唐突感があるかもしれませんが、私がア

アロエベラとSODが活性酸素をやっつける

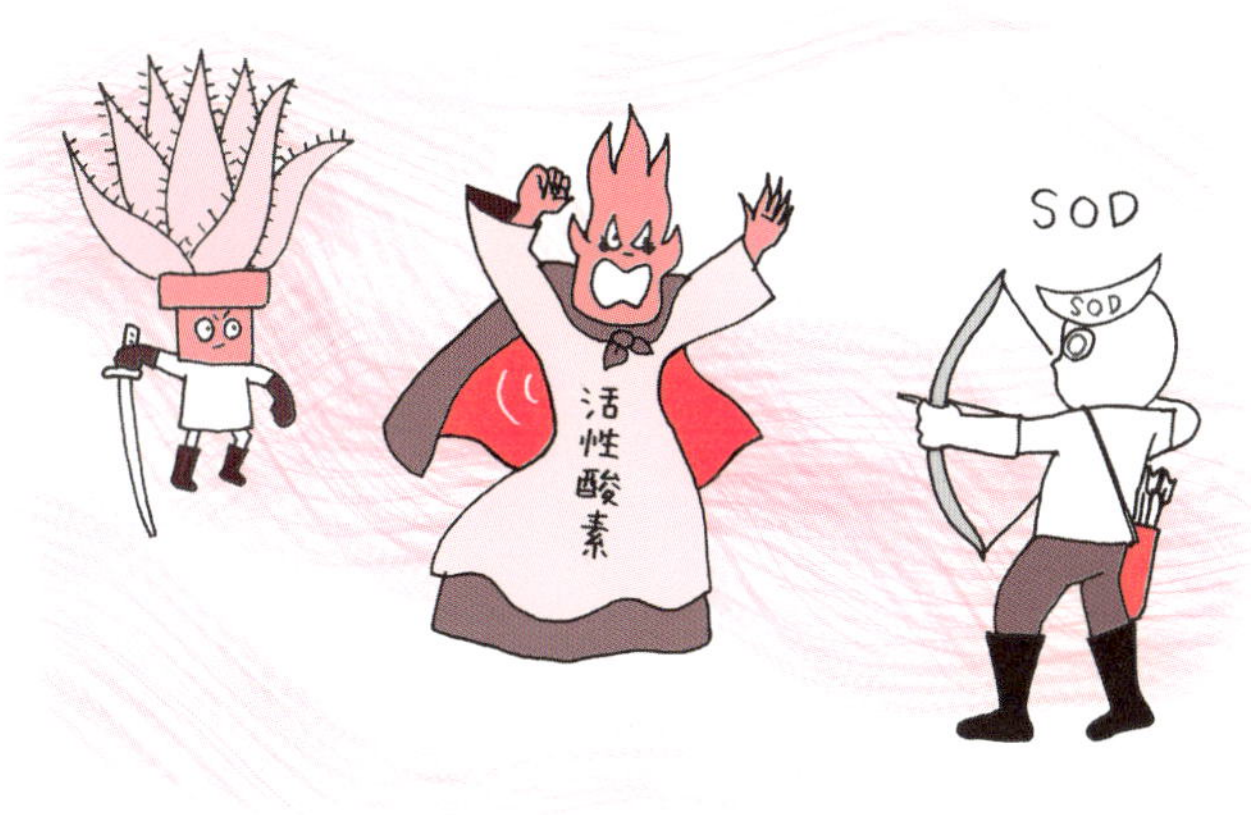

ロエベラに注目したのは、先行するいくつもの研究成果があったからです。

参考文献として文末に紹介していますが、このように、アロエベラの「抗酸化能力」については、各国の研究者がその有効性を報告しています。

それらの研究報告では、加齢とともに衰える、「SOD」の活性を上げるためには、アロエベラがかなり有効だと示されています。

私たちの健康を最も損なう力をもった、強力な活性酸素である④ヒドロキシラジカルに対する、体内酵素はありません。

だからこそ、①スーパーオキシドを除去するSODが重要になってくるのですが、

ＳＯＤの代わりの役割を果たせるのは、ビタミンＣと水素しかありません。

水素は相当の量が必要で、しかも腸内細菌が生成する水素しか効果がないと思われます。アロエベラには、天然のビタミンＣが非常に吸収のいい状態で含まれています。

アロエベラは高濃度の抗酸化作用をもつだけでなく、後述しますが、腸内細菌にアプローチして、ビタミンＣの腸内吸収率を上げるという働きももっているため、理想的な形で、「ＳＯＤ」活性を上げることができるわけです。

これまでの研究で、アロエベラにはビタミンＣおよびビタミンＥの吸収が改善されるという結果が出ているものもありますし、ＳＯＤやグルタチオン、カタラーゼなど抗酸化作用をもつ体内酵素を有意に増加させることも認められています。

また、１９９３年から始まったテキサス大学での「アロエベラ・プロジェクト」では、アロエベラからＳＯＤ様物質、すなわちＳＯＤと同じような働きをする物質を取り出すことに成功したことが報告されています。アロエベラには亜鉛や鉄、マンガン、マグネシウムなど抗酸化作用を助けるミネラルも豊富に含まれています。

このように、さまざまなアプローチで体内の抗酸化作用を高めるアロエベラは、健康度を高め、「ウエルネス」の状態を保つためにも、非常に有効な天然素材と言えるでしょう。ウエルネスとは病気でない状態であるヘルス（健康）を基盤として、豊かな人生、輝く人生を実践するという、国際保健機関が提示する、より踏み込んだ健康の定義です。

とりわけ、アロエベラのアンチエイジング力には注目すべきものがあります。老化の最大の原因である細胞の衰えを防ぐためには、細胞に必要な栄養素をきちんと届けることが必要です。豊富なビタミン、ミネラルに加え、200種の有用成分を含むアロエベラはまさに、栄養素の供給という意味でも格好の素材と言えるわけです。

アロエベラを摂っていれば抗酸化物質を補給でき、加齢とともに衰える活性酸素への抵抗力がつくばかりか、細胞を生き生きと元気に保ってくれる栄養素の補給ができ、さらには新陳代謝を活発にする働きも得ることができるのです。

参考文献
論文「アロエベラゲルから精製した多糖類の試験管内および生体内での抗酸化性」
論文「ラットのストレプトゾトシン誘発糖尿病におけるアロエベラゲル抽出物の抗酸化作用」
論文「ストレプトゾトシン処理ラットの酸化ストレスに対するアロエベラ葉ゲル抽出物の調節効果」
論文「アロエベラゲルからの多糖類の試験管内および生体内での抗酸化能の評価」
論文「ラットにおける抗酸化酵素とアゾキシメタン誘発酸化ストレスに対するアロエベラゲル抽出物の効果」
論文「アロエベラ抽出物の抗酸化能の評価」
論文「ラットにおける抗酸化酵素およびアゾキシメタン誘発酸化ストレスに対するアロエベラゲル抽出物の影響」

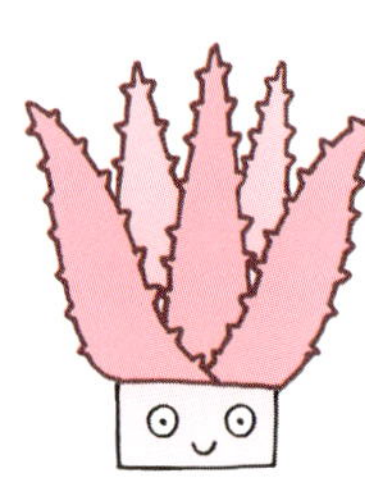

PART 2

アロエベラって何?

ALOEVERA

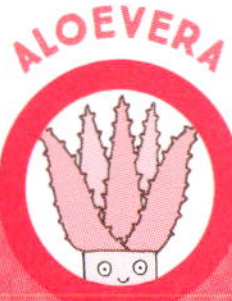

野菜に含まれる栄養が減っているって本当ですか？

厚生労働省は「健康日本21」というプロジェクトを推進していますが、その中で、健康増進の観点から「1日に350g以上の野菜を食べること」を推奨しています。ただ、健康のために、それで十分かといえば、そうとは言えません。野菜に含まれる栄養素の量には個体差がありますし、実は戦後、野菜の栄養価が低下し続けているからです。原因として考えられるのは、主に4つです。

1つ目は、昔よりも流通や保存技術が優れたことで、採れたての野菜を食べる機会が減っていることがあります。野菜は畑で収穫されたのち、複雑な流通経路をたどって、店頭に並びます。時に価格調整のため、倉庫で長期間保存されることもあります。野菜は時間が経過するほど鮮度が失われ、栄養素が減少します。

2つ目は、化学肥料の使用により、土の中の微生物が育つための有機物が減少し、土地がやせてしまったことがあります。やせた土からは、やせた野菜しか育ちません。

3つ目の理由としてはハウス栽培や水耕栽培が増え、旬ではない時期にも野菜が食

図　野菜の栄養価の低下

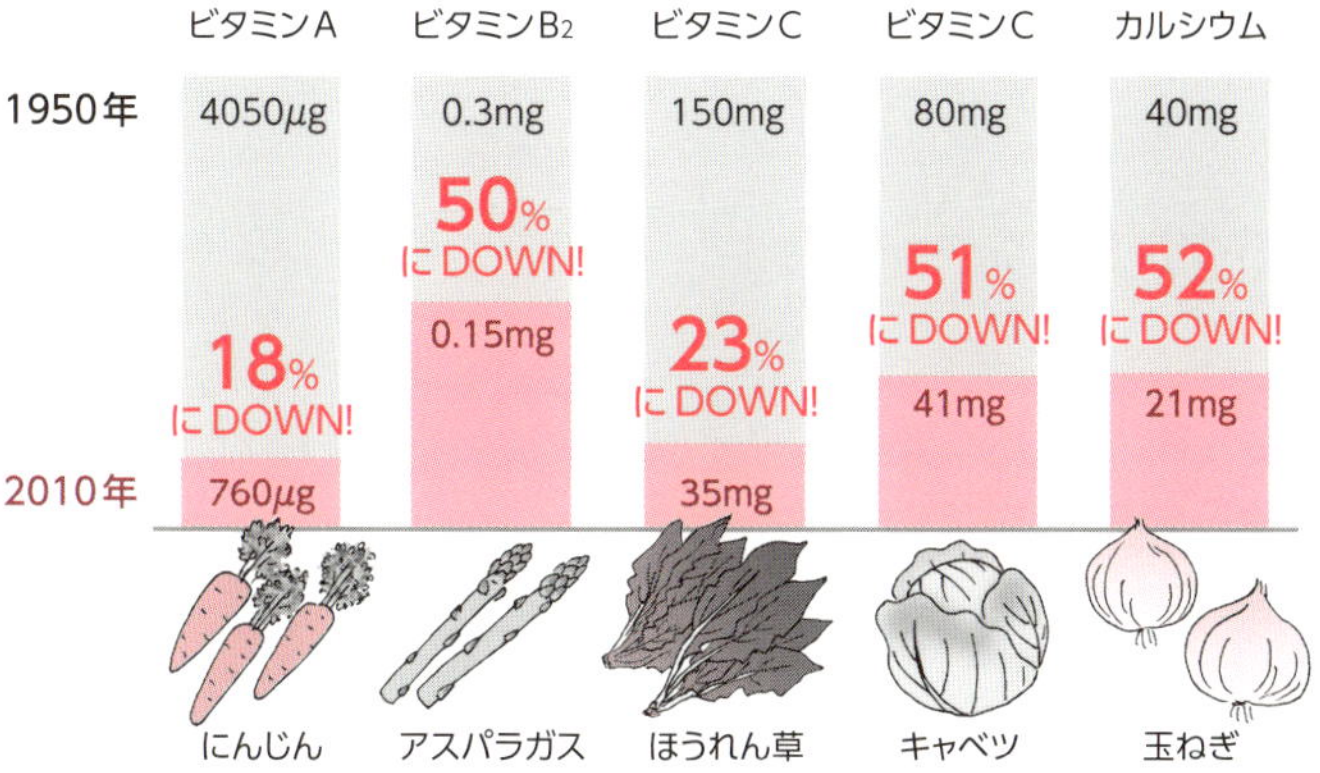

資料：「初訂（1950年）」「5訂増補（2010年）」日本食品標準成分表

べられるようになったことです。旬な時期に採れた食材と、そうでないものは、栄養価が倍以上違うという報告もあります。

また、食べやすさを追求して、苦みや香りが少なくなるよう品種改良された結果、第七の栄養素と言われる「フィトケミカル」も減少しています。

4つ目は調理による減少です。ビタミンには水にさらしたり、加熱したりすることで損失するものがあります。冷凍野菜などの加工品も同様です。

注　フィトケミカルは化学的には毒物などすべてを含む植物中の化学物質全般を指すので、毒性のあるものも含まれます。一般的には「通常の身体機能維持には必要とされないが、健康によい影響を与えるかもしれない植物由来の化合物」を意味する用語として使用されています。

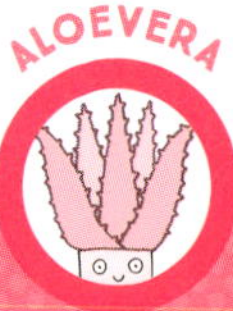

砂漠育ちのアロエベラは、栄養のかたまり

野菜が本来もっていた栄養素を減少させている今、私がお勧めしたい食品こそアロエベラです。

アロエベラは高温で、水分が乏しい過酷な環境で育つ植物です。地中にしっかり根を張り、根から吸い上げた水分で、自分の命を守ろうと育ちます。だから、アロエベラには栄養が凝縮されるのかもしれません。

アロエベラには、炎症を抑えたり、熱を下げたりする成分も含まれているわけですが、砂漠での強力な紫外線から自分の身を守るために、そのような成分をその身に蓄えるのだと言われています。

繰り返しますが、砂漠は太陽がさんさんと輝き、強力な紫外線が絶えず降り注ぐ環境です。紫外線を受けると、植物でも組織の中に活性酸素が発生してしまうのです。アロエベラは身を守るために、活性酸素を消去する抗酸化物質を体内に作り出したと言えるでしょう。

過酷な環境を生き抜くアロエベラ

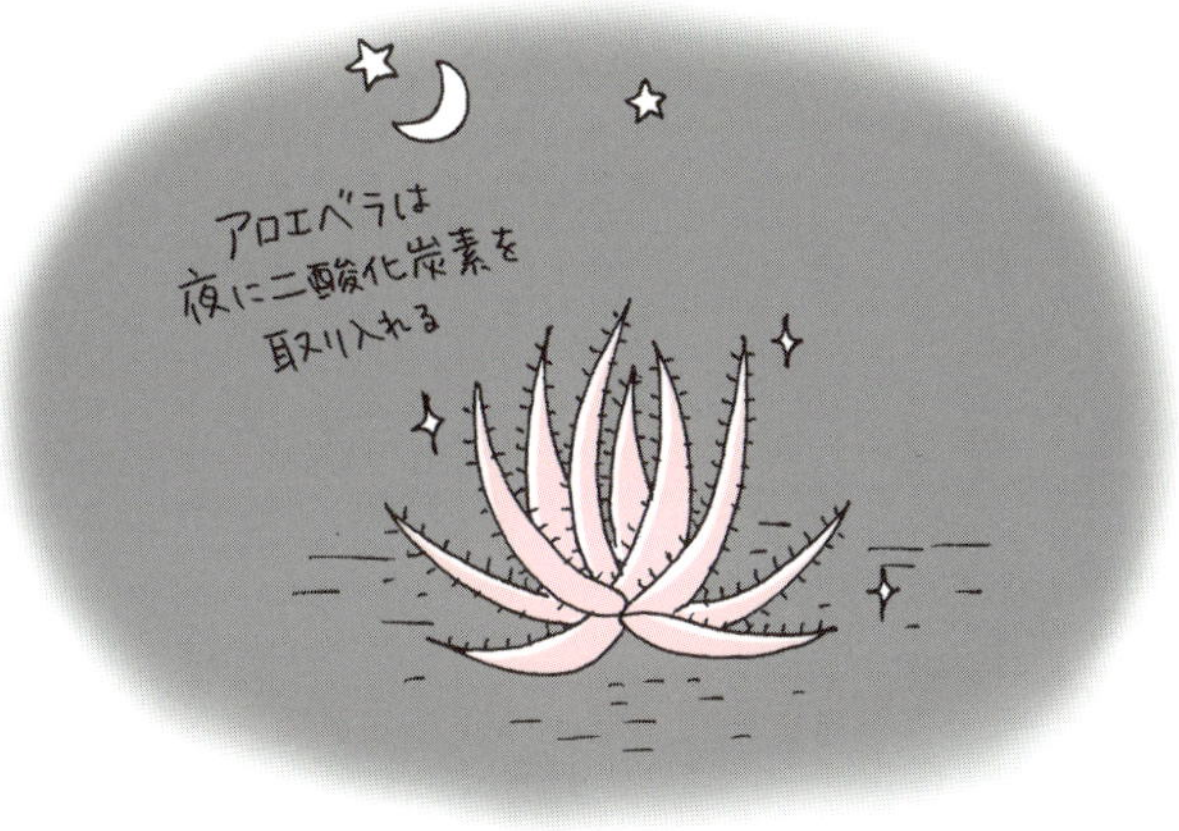

アロエベラの有用成分は半透明のゲル部分に含まれていますが、表面の硬い葉によって、熱や紫外線から守られています。

日中の砂漠は想像を絶するほど過酷な空間ですから、アロエベラは気孔を閉じ、水蒸気や水分の出入りを止めています。夜になると気孔を開いて二酸化炭素を吸収して、リンゴ酸などの形に変えて貯蔵します。そして昼間に貯蔵した酸を、二酸化炭素に戻して気孔を開かずに光合成を行います。

アロエベラに多くの栄養素や有用成分、抗酸化物質が含まれているのも、環境ゆえのことだったと言えるでしょう。

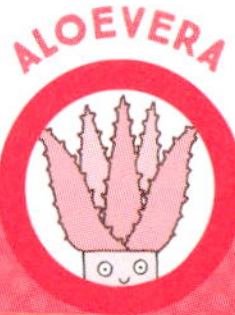

アロエベラは「アロエの王様」

その形状から一見、サボテンの仲間かと思われがちですが、アロエはユリ科の多年生の多肉植物です。多肉植物とは、葉に水分を多く含む植物のことを言います。日本でアロエと言うと、茎から葉が広がっている「キダチアロエ」のことを指しますが、欧米などでは肉厚の「アロエベラ」が一般的です。

キダチアロエは日本と中国の一部にしか生育しておらず、葉の幅は大きいもので5センチほど、厚さは1～2センチほどです。これに対してアロエベラは、葉が折り重なるように地面から火焔状《かえんじょう》に広がり、葉の長さは70～80センチ、幅は根本で10センチ、厚さも3センチほどになります。

アロエベラの「ベラ」は、ラテン語で「真実」という意味で、アロエベラとは「真実のアロエ」ということになります。ちなみに「アロエ」とは、アラビア語で「苦い」という意味で、アロエの原産地がアフリカやアラビア、地中海地方であることがわかります。

図　アロエベラは「ユリ科 アロエ属」

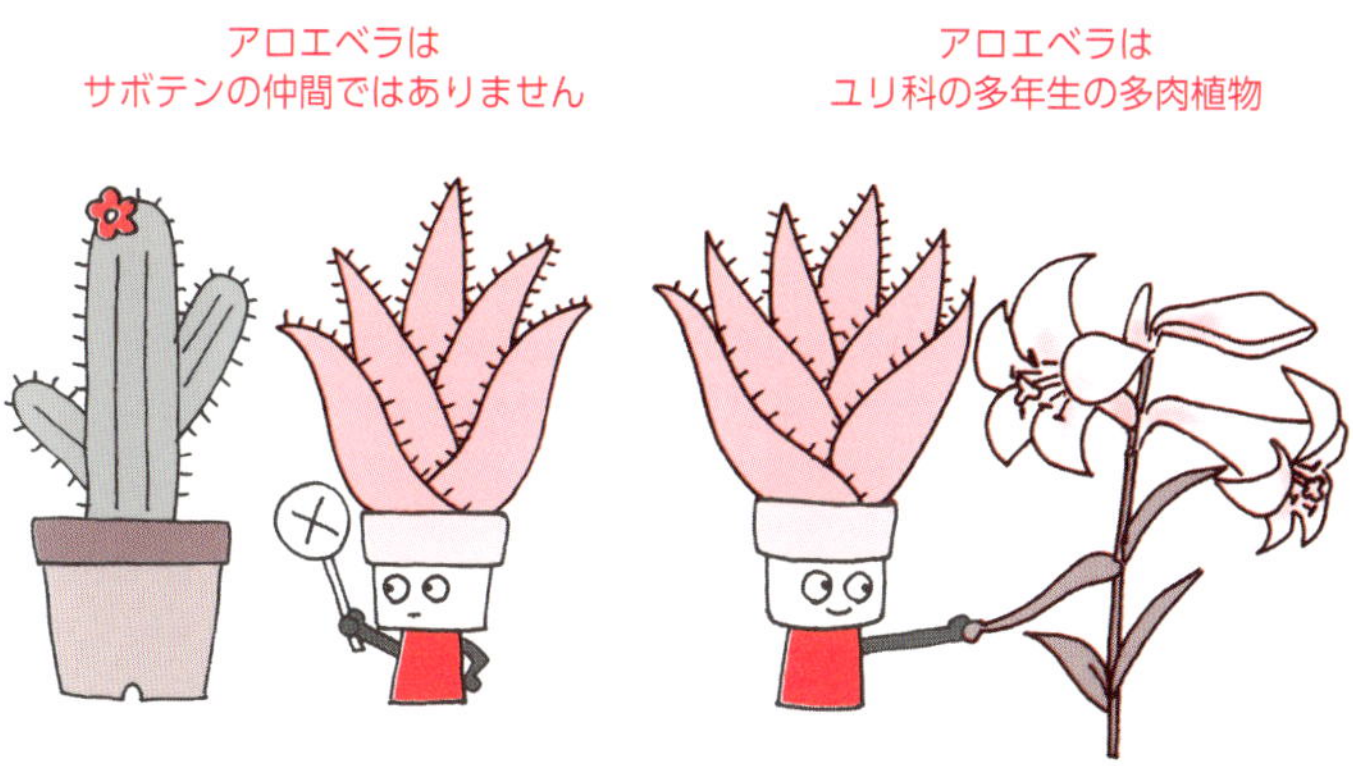

アロエベラは
サボテンの仲間ではありません
アロエベラは
ユリ科の多年生の多肉植物

私が注目しているのは、この「真実のアロエ」である、アロエベラです。

1枚の重さが約1・5キロにもなる葉の中には、ゼリー状の葉肉（ゲル）がたっぷり含まれ、あのクレオパトラもアロエベラの愛用者でした。オリーブとアロエのエキスを肌に塗り、美肌を保ったと言われています。

アロエベラはキダチアロエと異なり、すべて皮を除いたゼリー状のゲルのみを使用します。

このヌルヌル、ネバネバのゲルには私たちの健康を守る、数多くの有用な成分が含まれているのです。

アレキサンダー大王も頼りにしたアロエベラ

人間とアロエベラのつきあいは、いつ頃から始まったと思われますか？残された資料によれば、今から４０００年前にはすでに、アロエベラが使われていたことがわかります。

紀元前１５００年頃に作られたと思われる、エジプトのミイラの足元から発見されたパピルスに、こう記されていたのです。

「数百年前から、アロエが使われている」

アロエの薬効がいつ、どうやって発見されたのかはわかりませんが、自生しているアロエベラには、ケガや病気に有効な成分があることを人は経験で会得したのです。

クレオパトラが美肌を保つため、積極的にアロエベラを活用したことは有名ですが、かのアレキサンダー大王もまた、アロエベラを熱心に栽培させたと言われています。

さらに、アリストテレスの進言により、兵士たちの健康維持やケガの治療のために

クレオパトラとアレキサンダー大王もアロエベラを愛用していた

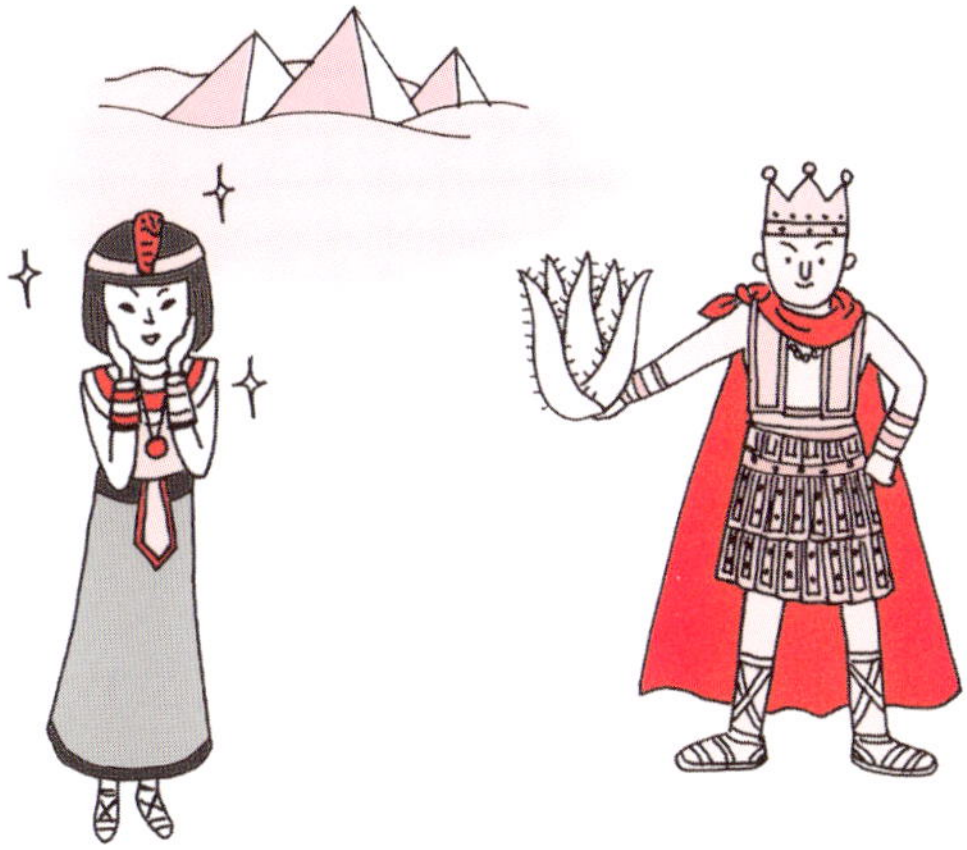

アロエベラの栽培が盛んに行われました。かの広大なマケドニア帝国建設の裏に、まさかアロエベラがあったとは驚くばかりです。

現代においても、アメリカ南西部の家庭では必ず、アロエベラを見かけます。ちょっとしたケガやヤケドに、アロエベラのゲルを塗るだけで応急処置になることが昔からわかっているからです。

「キッチン・ウィンドーシル・プラント」（台所の窓辺に置く植物）と、アメリカ人は親しみを込めてアロエベラをこう呼んでいます。

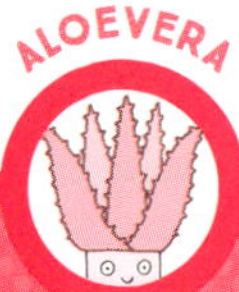

有用成分はなんと200種類以上！

アロエベラの有用成分はもちろん、ビタミンとミネラルだけというわけではありません。

これまでの研究成果で、その有用成分は約２００種類にものぼることが明らかになっています。

アロエベラの成分研究は古く、１９０８年から行われてきました。最初は下剤成分の研究からでした。１９５６年に、下剤成分が緑の皮の部分に含まれる、苦味の成分「アロイン」であることがわかりました。

アロインは、日本やアメリカで医薬指定成分として、大腸を刺激して緩下させるアントラキノン系の下剤として認定され、胃を正常にする健胃剤や、月経の停滞を改善する通経剤として使用されています。

アロインには下痢という副作用がありますから、生のまま使うときには皮を取り除いた方がいいでしょう。その意味で、皮を除いてゲルを使うアロエベラは、副作用も

図　アロエベラの主要な有用成分

アロイン　アロエウルシン　アロエエモジン
アロエシン　アロエチン　アロミチン　アルボラン
アロエマンナン　サポニン　ムコ多糖　葉緑素
ビタミン18種類（ビタミンA・B_1・B_2・B_6など）
アミノ酸8種類（リジン、ロイシン、メチオニン、フェニルアラニンなど）
ミネラル20種類（Ca、Na、Feなど）
など200種類以上

なく安心なのです。

このアロインやホモナタロイン、アロエエモジン、アロエシンなどアロエ独特の有用成分の他に、アロエベラにはサポニン、芳香性成分、多糖類、酵素類などが含まれます。

アロエベラは私たちの健康や美容、アンチエイジングにも役立つ、200種類以上の有用成分をもつ、まさに「スーパーフード」なのです。

したがって、ゲル部分だけを食べたり、ゲルジュースを飲むだけで、体にいい成分がたっぷりと私たちの体に補給されるというわけです。

アロエベラはダイエットによい

ALOEVERA

肥満が生活習慣病のリスクのうえでも、見た目の美しさのうえでもよくないことを、私たちは十分、承知しています。しかし、なかなか、うまくいかないのがダイエットというわけです。

とりわけ、中年に差しかかると、男性も女性もなかなか体重が減らないどころか、太りやすくなっていることを実感します。これは年齢とともに基礎代謝が低くなり、消費エネルギーが減っているにもかかわらず、若い頃と同じ食事をしていることが原因だったりします。

アンチエイジングのためにも健康のためにも、ダイエットが有効とはいえ、無理で過激なダイエットは逆に老化を早めます。食事を減らすダイエットは、体内のアミノ酸が使われるため顔にしわが増えて老けて見られたり、内臓に大きな負担を与えることにもつながりかねません。

実は、無理のない健康的なダイエットにアロエベラが最適なのです。

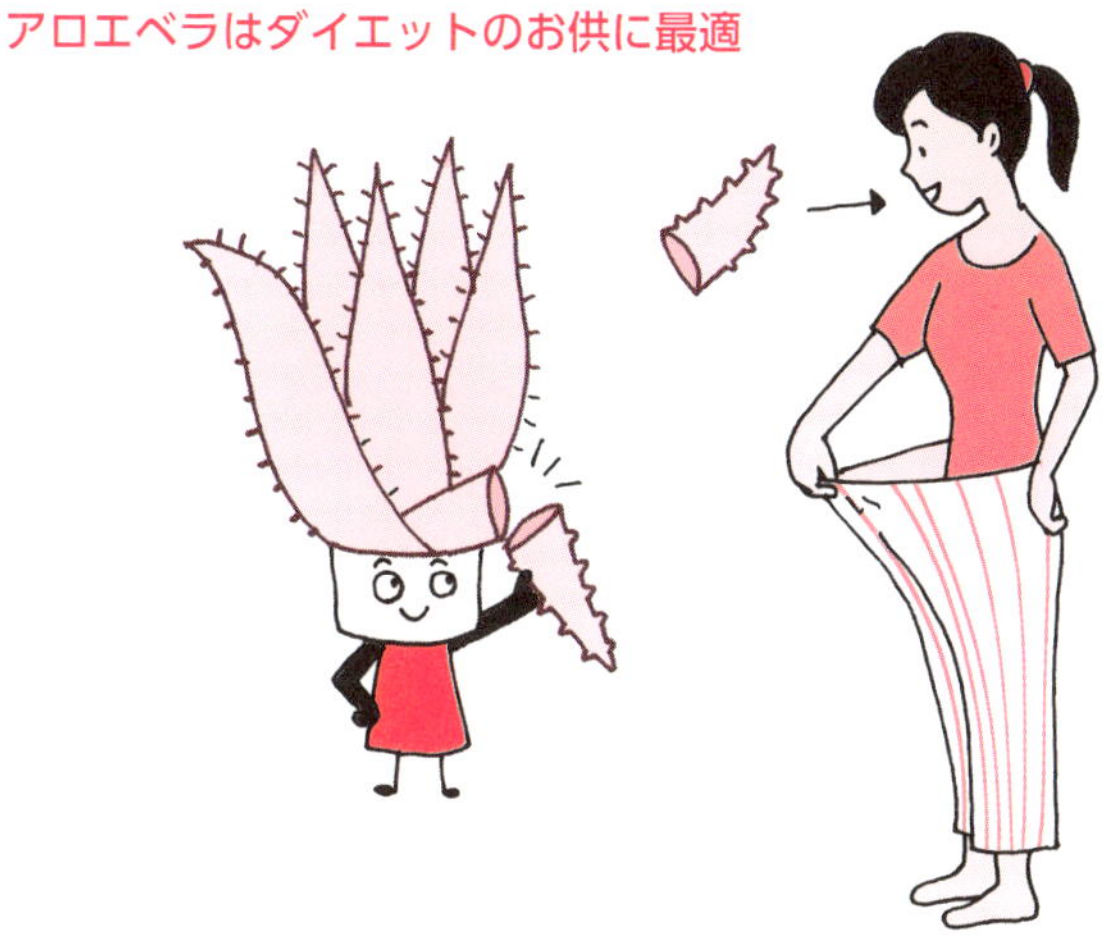

アロエベラそのものに体重を減らす働きがあるというのではなく、アロエベラを摂取することで、腸内環境が整えられて便秘解消につながったり、細胞の新陳代謝を促してくれる働きがあるからです。

ですから、私はダイエットのお供として、アロエベラを補助食品として使うことをお勧めします。適度な食事制限をしながら、アロエベラを補助食品として使うダイエットが、老化につながらない、賢いダイエット法だと言えるでしょう。

アロエベラは腸内環境を整えるだけでなく、コラーゲンを作る能力を高めてくれますから、お肌のハリとツヤを保ったまま、理想の体に近づけるというわけです。

秘密はヌルヌル「多糖体」

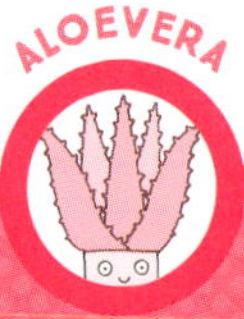

アロエベラには多くの有用成分がありますが、「多糖体」こそ、最強のエースアタッカーだと言えるでしょう。

多糖体とは、ゲルに含まれるヌルヌルを作る成分です。納豆やオクラ、ヤマイモなどのヌルヌル成分も、同じ多糖体に当たるものです。これらはみな、体によい食品とされていますが、その秘密は多糖体にあったのです。

中心になる糖がどのようなものか、そこにどのような成分や糖がつくのかで、多糖体の性質は異なってきます。

アロエベラの多糖体の中心は「マンノース」というもので、そこに「グルコース」がついています。「マンノース」はコンニャクに多く含まれる成分で、「グルコース」はブドウ糖です。

このような特徴をもつ、アロエベラの多糖体には驚くべき働きがあることが研究でわかっています。

多糖体はエースアタッカー

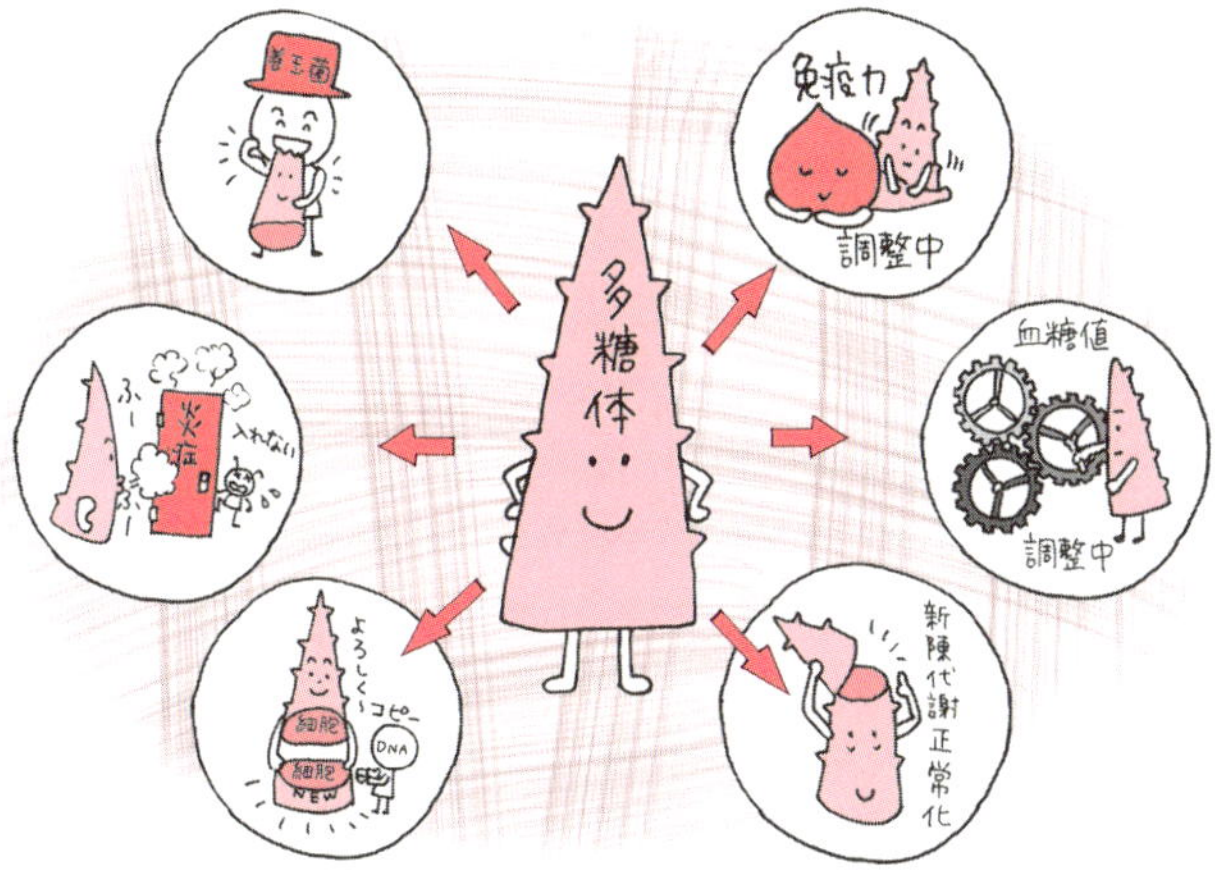

次にアロエベラの特徴を紹介します。

①免疫力を調整する

②血糖値を調整する

③細胞の働きを調整し、新陳代謝を促す

④細胞のDNAに働きかけ、新しい細胞を作る

⑤炎症を抑えて、雑菌の侵入を防ぐ

⑥腸にいる善玉菌のエサになり、善玉菌を元気にする

多糖体こそ、アロエベラの魅力の最たるもの。ゲルを食べたり、ジュースを飲むことで、この多糖体がしっかり摂れるのです。

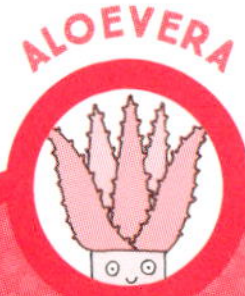

腸内環境を整えてくれるアロエベラ

私たちの腸には、お花畑があります。約１００種類、６００兆から１０００兆個もの腸内細菌が同じ種類で固まって棲んでいる様子が、お花畑（フローラ）のように見えるので、「腸内フローラ」と言うのです。

腸内フローラを構成する腸内細菌の種類や割合は個人差が大きく、それを決めるのは食事、生活環境、健康状況、遺伝的なもの、薬の摂取状況などいろいろありますが、最も影響が大きいと言われるものが日々の食事だと考えられています。

腸内細菌にはまず「善玉菌」という、ビフィズス菌や乳酸菌など、私たちにとってよい働きをしてくれる菌がいます。

次に感染性の大腸菌など、「悪玉菌」という、私たちにとって悪い働きをする菌があります。

最後に「日和見菌」という、善玉にも悪玉にもなる菌がいます。

赤ちゃんの腸はビフィズス菌が99パーセントを占めているのですが、年齢とともに

アロエベラは善玉菌を活性化させる

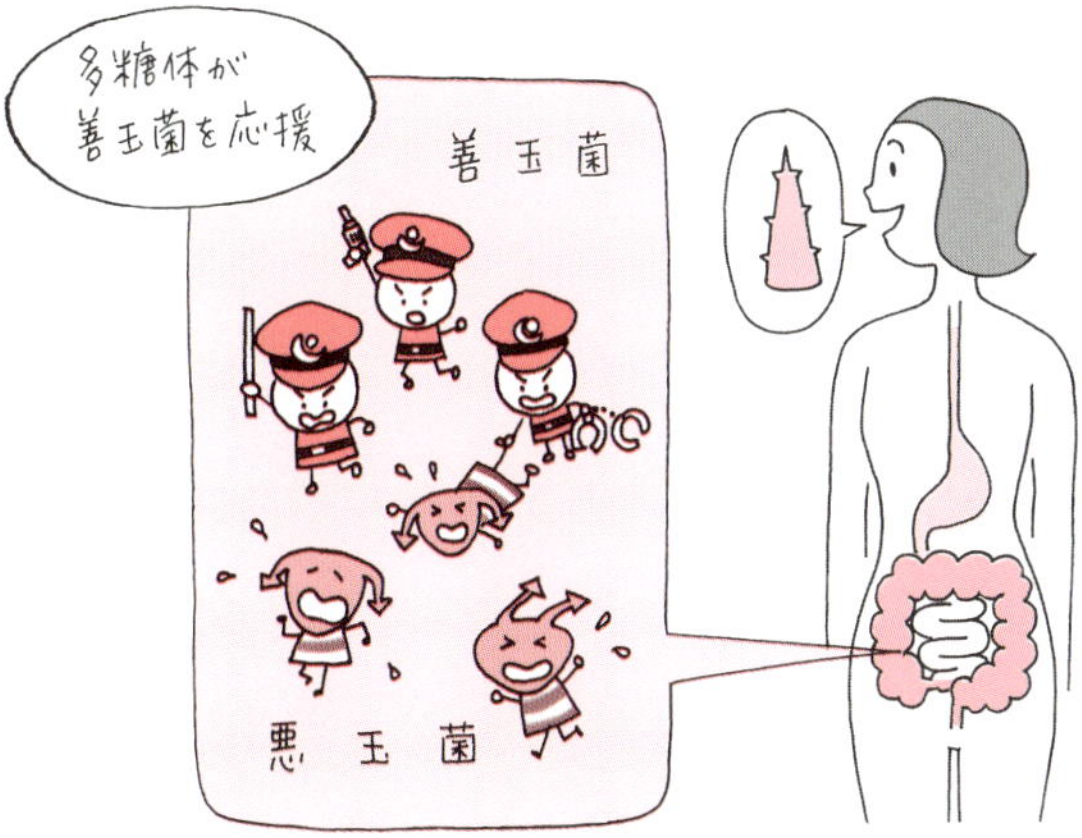

減り、60歳になると30パーセント以下になり、悪玉菌が勢力を伸ばし、老化が進んでしまうのです。

アンチエイジングのためにも、善玉菌を増やすことが大切です。そこで、アロエベラです。善玉菌を増やすには、アロエベラの多糖体が有効なのです。アロエベラの多糖体の「マンノース」は、コンニャク成分ですから、腸の掃除役にぴったりです。多糖体に結びついている「グルクロン酸」は、解毒の糖として知られています。

アロエベラには善玉菌を増殖させる細胞活性があるので、腸内環境の改善に一役も二役も買ってくれるのです。

ALOEVERA

「ぽっこりお腹」も改善！

アロエベラのヌルヌルネバネバ成分である多糖体は、胃で分解されることなくそのまま腸に達します。そして腸に到達すると、善玉菌に分解されて、体に有効に働く「酸」が作られます。

この体によい「酸」を、「短鎖脂肪酸」と言います。短鎖脂肪酸は、整腸作用の主役と言われるものですが、食べたり飲んだりして摂ることが難しいものです。かつ吸収も難しいものですから、体の中で作られることが大事になってきます。

そこで、アロエベラの摂取を通して短鎖脂肪酸を生成することが大切なのです。

整腸作用の主役であることがわかってきた「短鎖脂肪酸」には、さまざまな有用な働きがあります。

まず、腸管の粘膜細胞のエネルギー源になることがわかっています。炎症を起こす物質をコントロールしますし、腸内のｐＨを整え、弱酸性に保つ働きもします。

さらに大腸での水、ナトリウム、カルシウム、マグネシウムの吸収を促進すること

アロエベラは最強のダイエット補助食品

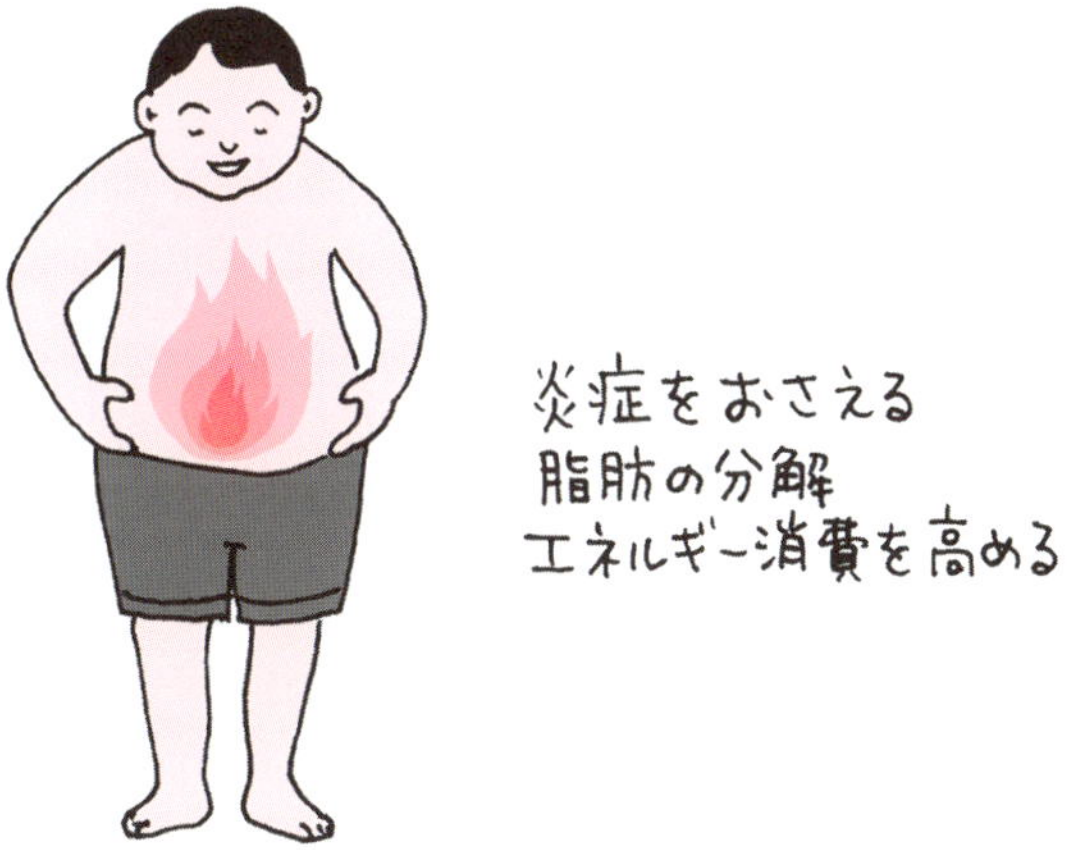

で、便秘予防にも貢献します。

コレステロールを下げ、腸のぜん動運動の動きを促進し、筋肉や肝臓に働くことで、インスリンを効きやすくする働きもあるのです。

短鎖脂肪酸は血液に乗って全身に回り、脂肪の分解を促したり、エネルギー消費を高めたりする働きがあることもわかっています。

腸内環境を整え、便秘を解消することで肥満解消につながるだけでなく、短鎖脂肪酸の働きで脂肪の分解が促進されるのですから、アロエベラは最強のダイエット補助食品と言えるでしょう。

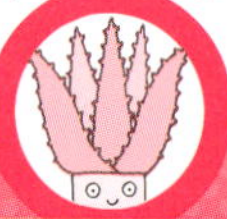

善玉菌はアロエベラが大好き

善玉菌を増やすために、よく食物繊維を摂ることが勧められていますが、実は善玉菌は食物繊維より、アロエベラの方が好きであることが、ある実験でわかっています。その実験はＮＳ９という、乳酸菌の一種を使って行われました。これは、漬物の中にもいる菌です。

このＮＳ９の一方にアロエベラのジュースを、もう一方に食物繊維＋オリゴ糖を与えてみました。すると、両者で明らかにＮＳ９の増え方に違いがあることがわかりました。

アロエベラの方が、ちまたで腸内環境によいと言われている食物繊維＋オリゴ糖よりも、２倍近く、ＮＳ９が増えたのです。

つまり、ＮＳ９という善玉菌は、食物繊維＋オリゴ糖よりも、段違いにアロエベラが好きなのだということがわかります。善玉菌がアロエベラによってどんどん増えたのは、善玉菌が喜んで、アロエベラを食べたからです。

善玉菌はアロエベラが大好き

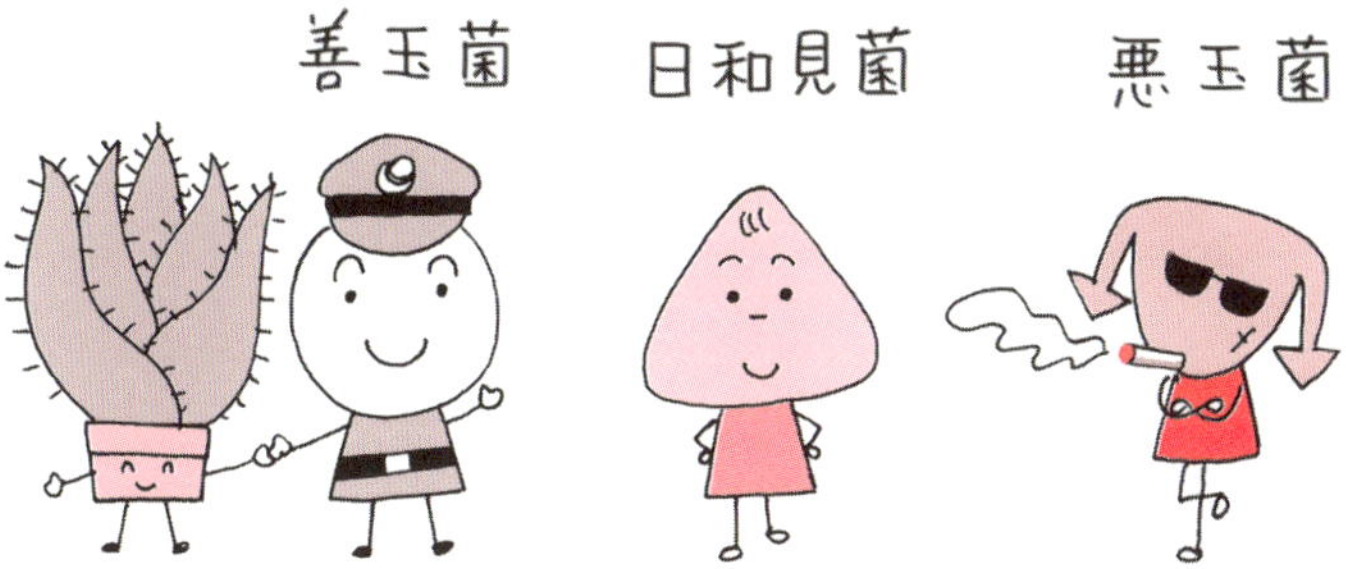

一般に腸内環境によいと言われる「食物繊維＋オリゴ糖」より、実はアロエベラの方が有効だというわけです。
すべては、アロエベラのヌルヌルネバネバ成分のおかげなのです。
このヌルヌルネバネバ成分は胃で分解されることなく、腸まで届きます。そして届いたら、待っていましたとばかりに善玉菌が喜んで食べ、善玉菌がどんどん増えていくのです。
アロエベラを食べていれば、年齢とともに減っていく善玉菌が苦もなく増え、健康にもアンチエイジングにも役立ってくれるというわけです。

栄養の吸収率をUPするアロエベラの力

みなさんは、食べたものがすべて、体内に吸収されるものだと考えているのではないでしょうか?

残念ながら、それは正しい認識ではありません。

なぜなら、医学的に腸管というものは、体の外の器官だと考えられているからです。すなわち、消化管の内膜より吸収されることで、初めて体内に取り込まれたと判断できるわけです。

食べ物の消化管での体内吸収率は、人によって違います。ですから消化管を通過した栄養素のうち、実際に何パーセントが体内に吸収されたかを考えないといけないのです。体内に吸収された栄養素は全身の細胞へと運ばれ、体のあらゆる機能維持のために使われます。一方、消化管で分解・吸収されなかったものは不必要なものとして、便として排泄されます。

PART1で繰り返しお話しした、活性酸素「①スーパーオキシド」を無毒化する

図　配糖体の働き

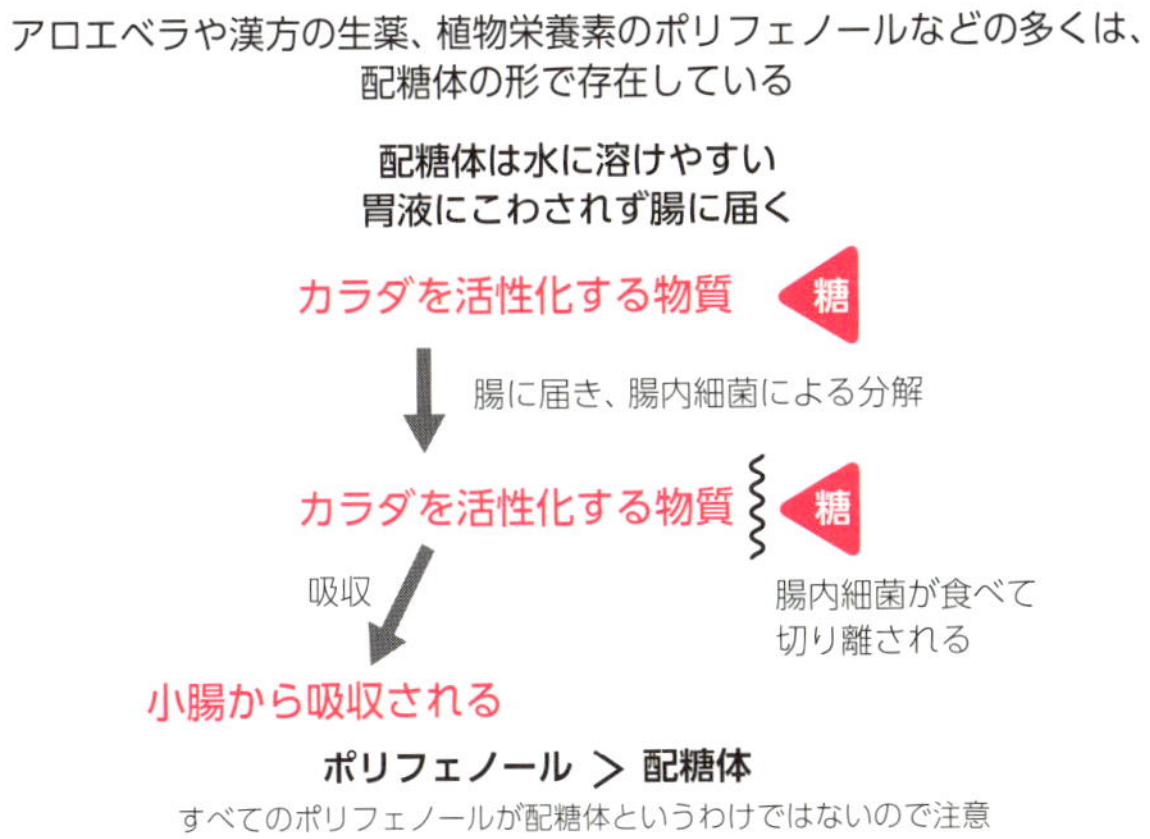
アロエベラや漢方の生薬、植物栄養素のポリフェノールなどの多くは、
配糖体の形で存在している
配糖体は水に溶けやすい
胃液にこわされず腸に届く
カラダを活性化する物質
糖
腸に届き、腸内細菌による分解
カラダを活性化する物質
糖
吸収
腸内細菌が食べて
切り離される
小腸から吸収される
ポリフェノール ＞ 配糖体
すべてのポリフェノールが配糖体というわけではないので注意

酵素「ＳＯＤ」の代わりとして働く、有力なものにビタミンＣがありますが、このビタミンＣの体内吸収率を上げるためにも、腸内環境を整えるアロエベラは非常に有効な食材なのです。

腸内細菌にアプローチし、善玉菌を増やすアロエベラにより、腸内吸収率を上げることが可能ですから、自ずとビタミンＣの吸収力も上がるわけです。

アロエベラの糖を善玉菌が食べ、糖でない有用成分は体内に吸収されるのです。

このようにアロエベラは配糖体の形で存在し、水に溶けやすく胃液にこわされずに腸まで届きその力を発揮します。

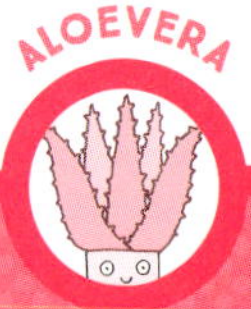

ビタミンCの効果を高めるサポート力

体によいものを意識して摂っていると思っても、前にお話ししたように腸内環境が悪くて吸収されなければ、せっかくの栄養素も「だだ漏れ」状態というわけです。私たちの体の中で栄養が分解され、細胞やエネルギーが作られていますが、その時になくてはならないのが酵素です。

体内には３０００種もの酵素が働いていますが、その酵素がきちんと働くためにはビタミンやミネラルが欠かせません。ですから、健康のためには、ビタミンやミネラルはとても大切な栄養素なのです。

何度もお話ししましたが、アロエベラの特徴は、栄養素をスムーズに腸まで届けることです。優れたデリバリー効果があるだけでなく、腸内環境もよくしてくれるわけですから、アロエベラ効果により、人は栄養素をどんどん体内に吸収できるようになるというわけなのです。しかも、それだけではありません。

たとえば先ほど触れたビタミンCですが、ビタミンCを単独で摂るより、アロエベ

図　アロエベラのアジュバントの働き

研究：ビタミンの体内利用効率

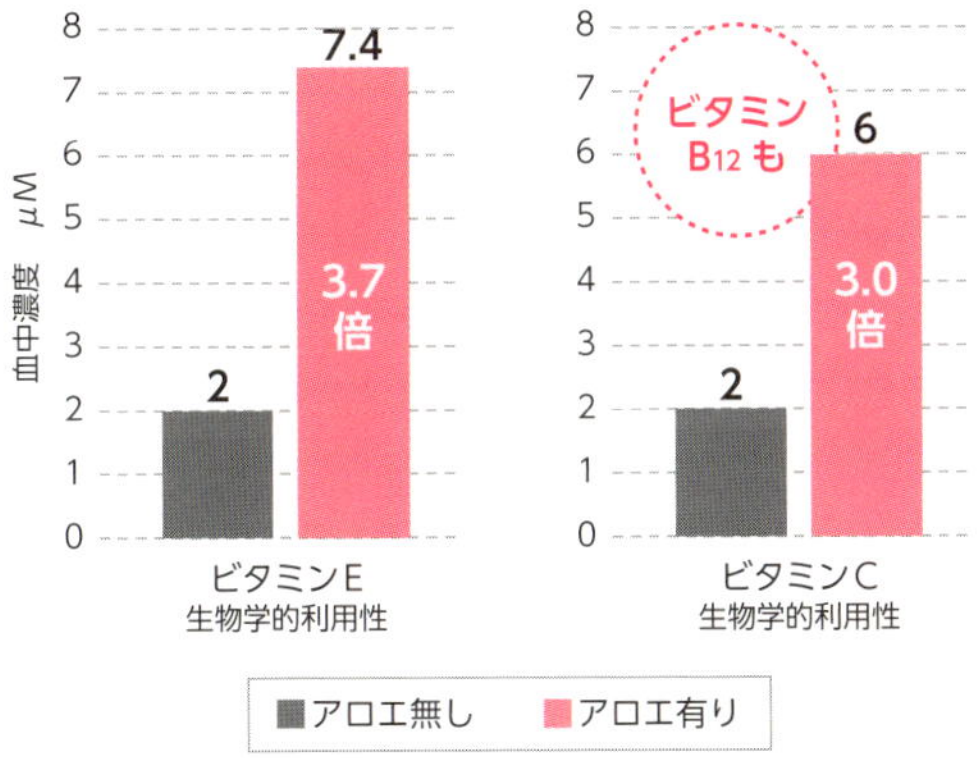

ラのジュースやゲルと一緒に摂ると、体の中でのビタミンCの働きがよくなると言われています。

これが、アロエベラの「アジュバント効果」です。「アジュバント」とはラテン語の「助ける」という意味をもつ言葉です。

ビタミンCは活性酸素を消す抗酸化作用がありますから、アロエベラと一緒に摂ることで、単独よりも抗酸化作用が高まり、疲労やアンチエイジングに大きく役立つというわけです。

参考文献
論文「ビタミンC及びEのヒト生物学的利用性に対するアロエベラ製剤の効果」
論文「アロエベラとビタミンの血中濃度」（サクラトン大学）

ALOEVERA

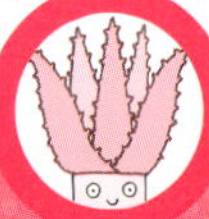

アロエベラに副作用の心配はありますか？

よいことづくめのアロエベラですが、なんらかの副作用があるのでは？　という心配があるかもしれません。もし、副作用や毒性などがアロエベラにあるとしたら、人間は果たして、エジプトのパピルス文書にあるように、４０００年も前から、アロエベラを民間薬として重宝するでしょうか。

テキサス大学のユー教授が行った、アロエベラに関する研究があります。違う方法で作られた2種のアロエベラエキスをエサと混ぜて、ラットに与え、ラットの変化を調べたのです。

その結果、どちらの場合も、下痢や喉の渇き、尿の排泄量が増えるといった反応を示したラットはいたものの、副作用の反応はありませんでした。体重も臓器も変化はなく、アロエベラには特別な副作用はないことが証明されたのです。

毒性に関し、ＦＤＡ（アメリカ食品医薬品局）が、２００４年に次のように「アロエベラは無毒である」と発表しています。

安心安全なアロエベラ

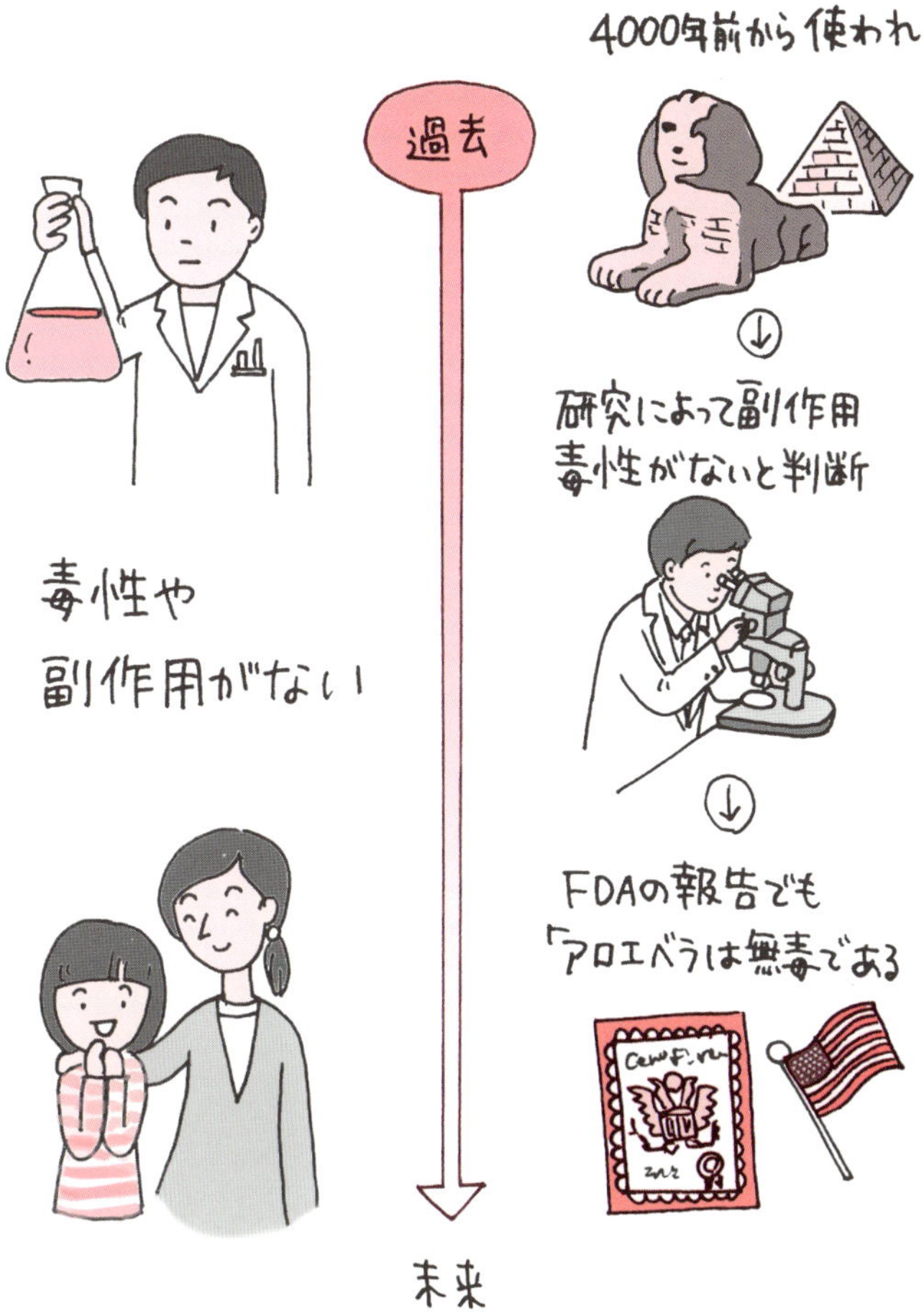
4000年前から使われ
過去
研究によって副作用
毒性がないと判断
FDAの報告でも
「アロエベラは無毒である
毒性や
副作用がない
未来

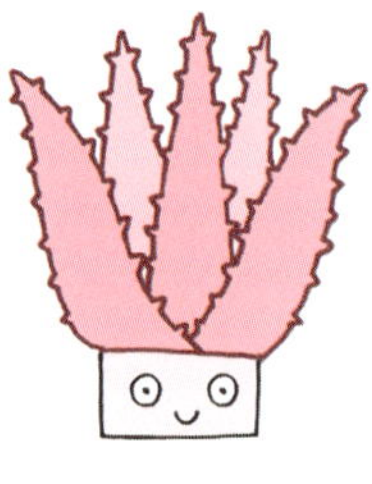

PART 3

アンチエイジングの大敵
活性酸素

ALOEVERA

ALOEVERA

見た目が若い人、老けている人はどこがちがうの？

1980年代に活躍した工藤公康投手が40歳を超えてピッチャーを続けていて驚かれましたが、抗酸化力の研究が進んだ現在、50歳ぐらいまでスポーツ寿命が伸びています。

スポーツ選手は30代半ばで引退する人が多いと指摘しましたが、それはSODという活性酸素を無毒化する体内酵素が、35歳を境に減少していくためです。体に酸化物質が増え、なかなか疲労が抜けなくなるのです。

ですから、40代半ばを超えても現役を続けることができていたイチロー選手は、本当に素晴らしいと思います。まさに驚異的な存在でした。おそらく体のトレーニングだけでなく、活性酸素の除去にもかなり気を使っていたものと思われます。

私自身、年間20回ほど海外出張講演に出かける生活を、30歳から10年ばかりやってきましたが、40歳を過ぎたあたりから、疲労が蓄積し、不調を感じるようになりました。

美と健康

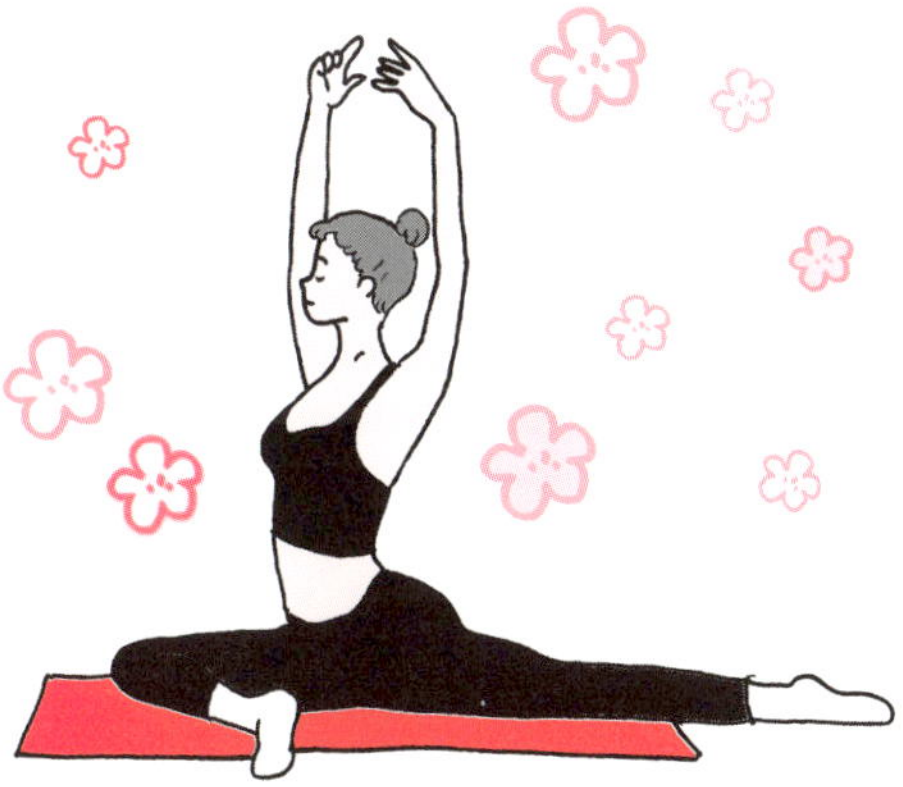

これではマズイと思い、注目したのが抗酸化剤として知られるビタミンCと分子状水素です。今ではビタミンCに加えて、水溶性のビタミンB_1、B_2、B_6を組み合わせて摂っています。おかげで体調も良好で、アンチエイジングにもつながっているのだと思います。

ビタミンCの薬効の発見は、大航海時代にさかのぼります。

大航海時代には、半年以上海の上を航海し、限られた食材のみを食する生活がなされたのですが、出港して数カ月たつと赤血球が溶けてしまう、壊血病（スコルビック病）という病気になることがわかりました。

当時は原因がわからず恐れられたのです

活性酸素を無毒化

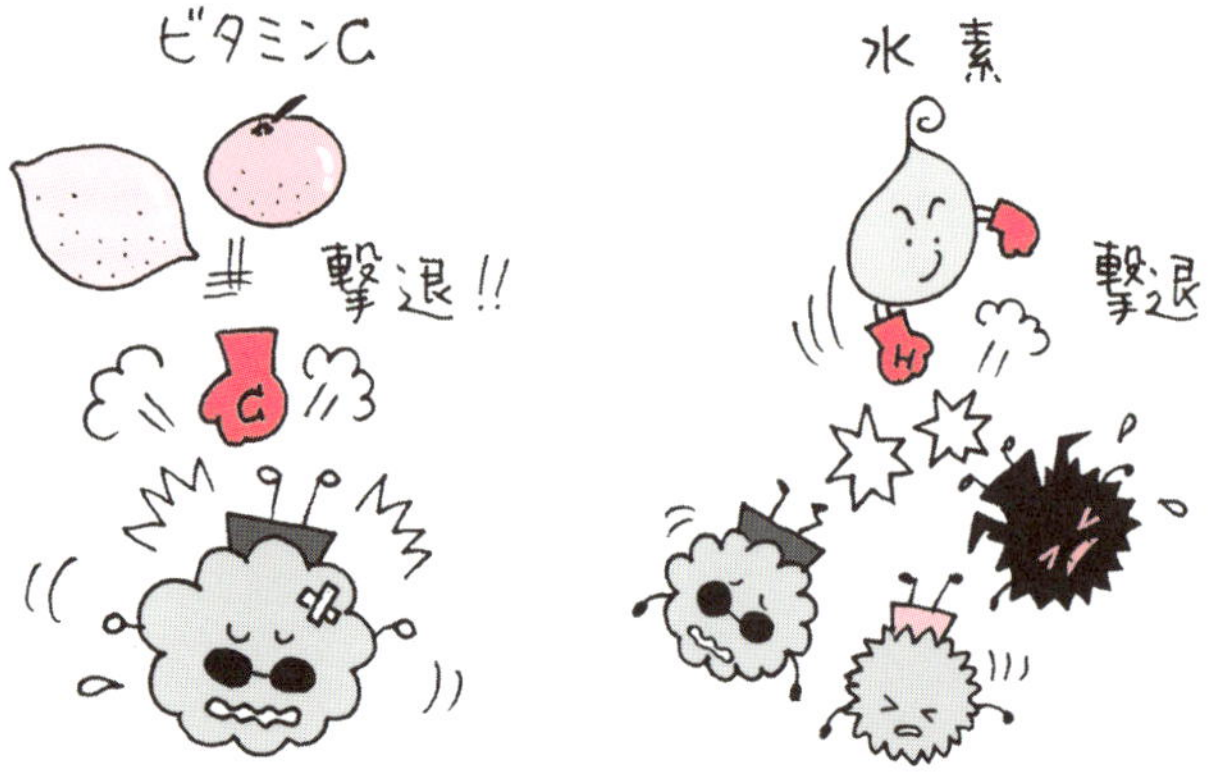

①スーパーオキシド　フリーラジカルたち

が、柑橘類に含まれているビタミンCを食べていれば、壊血病は予防できることもわかりました。ビタミンCのことをアスコルビン酸と言いますが、壊血病を予防するため、否定冠詞のAを入れて、アスコルビックアシッドと名付けられたのです。

ビタミンCは人間の体内では作ることができませんので、必須の代表的な水溶性ビタミンとして数えられるようになったのですが、後に①スーパーオキシドを無毒化する数少ない抗酸化物質であることがわかりました。

問題は水素分子です。水素分子が、すべての活性酸素を除去するのは事実です。水素原子は、電子を1つしかもたない原子です。水素分子が分離することで生成される水素原子は、ペアをもたずに宙ぶらりんになっているフリーラジカルの電子と自らの電子を結合させて、その攻撃力を無くしてしまうという非常に強力な力をもっているのです。水素は非常に還元力の強い物質であり、そしてなによりも体にとって無害な物質です。

では、その強力な力をもつ水素分子をどのように体に摂り入れればいいのでしょうか。医学的には経皮、経口、経静脈、経気道と4つの方法で薬剤を投与するということになるのですが、気体である水素をどのような方法で体内に届けるのが最も効率的か、その検証がしっかりとなされているとは言えません。

市場を見ますとご存知の通り、水素サプリ、水素水、水素吸引器、水素風呂など、さまざまな方法で水素を取り込む方法が推奨されています。

正直申し上げると玉石混交で、どの方法が最も優れているか、自分に合うものを商品ごとに判断しなければならない状況にあります。

ちなみに私は東証一部上場企業の整水器を長年利用していますが、機器から出来立ての水を、時間を空けずに直接飲むように心がけています。

ALOEVERA

加齢トラブルの原因は「酸化ストレス」だった

超高齢社会に向かいつつある日本において今、「アンチエイジング医学」が注目されています。

さすがにこの言葉を初めて聞くという方はもういないと思いますが、「加齢という生物学的プロセスに介入し、加齢に伴う動脈硬化やがんのような疾患の発症確率を下げ、健康長寿を目指す医学」というものが、アンチエイジング医学の定義になると思います。

アンチエイジング医学は可能な限り、病気にかかる確率を下げていくものですから、まさに「未病のための医学」と言えます。アンチエイジング医学は加齢に焦点を当てた、究極の予防医学なのですが、その中で最も注目されているのが活性酸素による「酸化ストレスによる老化」という仮説です。

これは酸化ストレスこそ、加齢による疾患の原因であるという考え方です。

たとえばマウスのミトコンドリアに③過酸化水素を分解する酵素「カタラーゼ」を

活性酸素による酸化ストレスは老化の原因

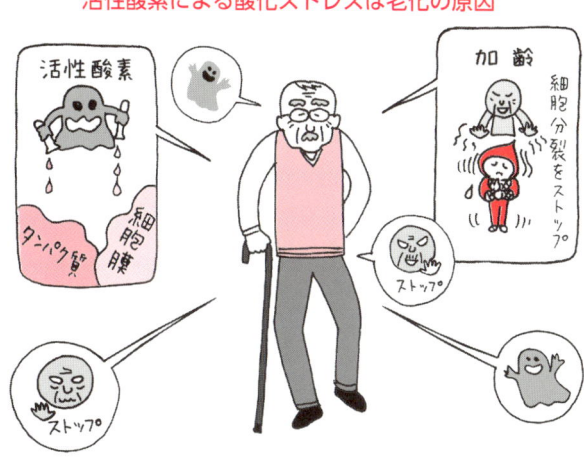

導入したところ、マウスの寿命が延長したという報告があります。

あるいは、長寿遺伝子の探索から、酸化ストレス関連遺伝子が見出されてきたことからも酸化ストレス説が示唆されています。

また、抗酸化サプリメントが加齢性の黄斑変性症の進行や、白内障の進行予防などに有効であることも報告されています。

アンチエイジング医学においては、酸化力の強い活性酸素やフリーラジカルを除去することが重要になってきます。

生物は酸素とのかかわりで進化してきましたが、生物は酸素による「酸化」という攻撃からいかに身を守るか、答えを出さないといけないわけです。

真っ先に老いる臓器、それは「皮膚」

人間は必ず「老化」します。

老化とは、加齢に伴って体の機能、たとえば筋力や神経伝導速度、肺活量、病気に対する抵抗力などが低下することを言います。

ただし、体内にあるいろいろな臓器は、同時に年をとっていくわけではありません。加齢にはそれぞれ順番があります。

人間の体の中で、最も早く年をとる臓器は「皮膚」です。年齢を重ねると、皮膚骨格を作るコラーゲン、ヒアルロン酸、線維芽細胞は驚くほど減少していきます。次ページのグラフをご覧ください。コラーゲンは15歳から、ヒアルロン酸は40歳後半から急激に減少していることがわかります。線維芽細胞は30歳から減少していきます。

1956年、アメリカのネブラスカ大学のハーマン博士が、活性酸素やフリーラジカルがタンパク質や脂質、核酸を傷つけて、細胞機能を低下させることが老化の原因であると提唱しました。

図 加齢によるコラーゲン、ヒアルロン酸の減少

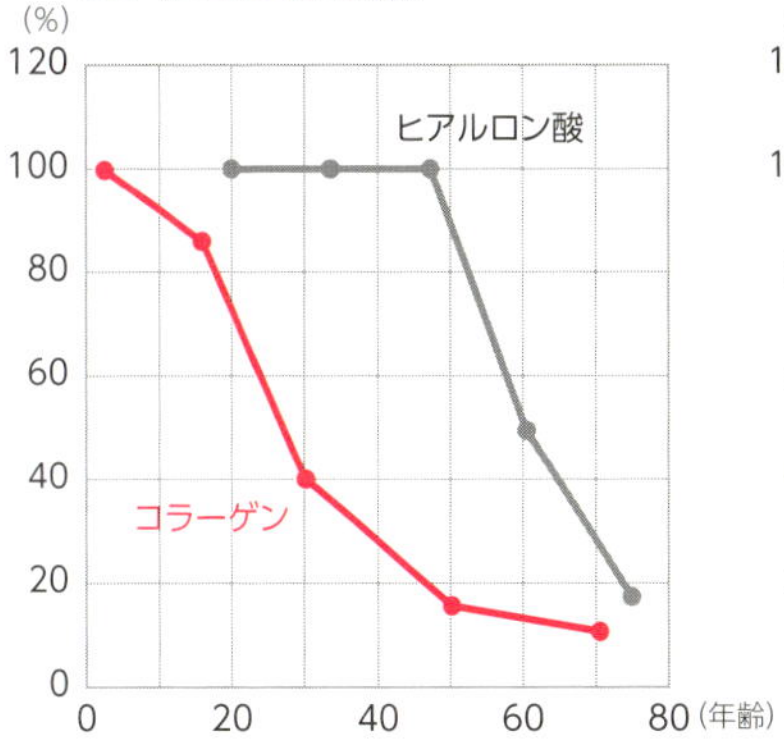

Miyahara T,et al,Gerontol.37,655 (1982) (一部改変)
Longas MO,et al,Carbohydr Res.159,127-136 (1987) (一部改変)

図 加齢による真皮面積あたりの線維芽細胞の減少

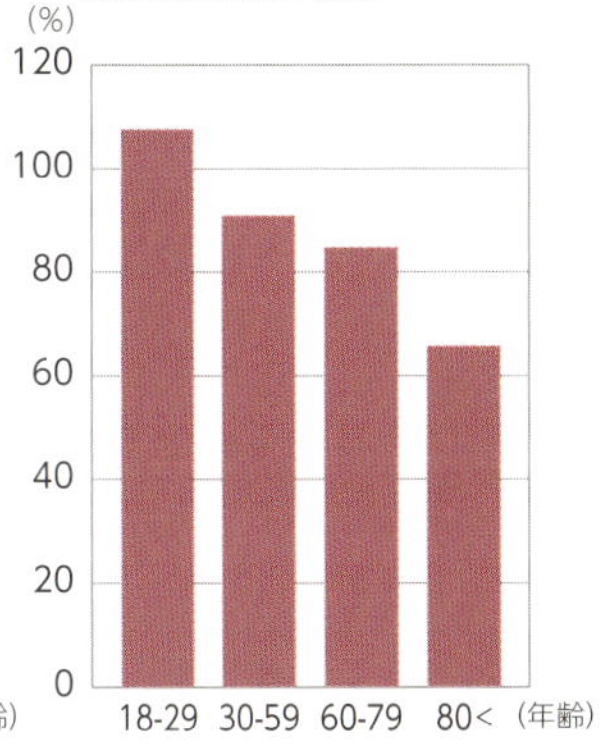

J Valanl et al.l invent Dermatol, 114-3 (2000) より改変

活性酸素の武器は、強力な酸化力です。細胞や細胞膜ばかりか、細胞を作る情報源であるDNAも、活性酸素はサビさせます。DNAが傷つくと細胞は正常に働くことができなくなり、老化につながります。

近年、見出されているモデル動物の長寿命変異体あるいは短命変異体のほとんどが、酸化ストレスに対して抵抗性あるいは感受性を示します。

寿命や老化は、酸化ストレスに対する抵抗力にかかっていると言っていいのかもしれません。

ALOEVERA

美しい肌は「ターンオーバー」から

ここで、肌の仕組みについてお話ししましょう。皮膚は上から表皮、真皮、皮下組織の3つでできています。

表皮はバリア機能や保湿機能をもち、真皮はハリや弾力を保ちます。皮下組織は脂肪を作ったり、蓄えたりして、体のクッションの役割を果たしています。

細胞は表皮の奥の基底層で作られ、約28日かけて、上へと押し上げられ、最後は垢となって剥がれ落ちます。表皮は常に入れ替わっているのです。これをターンオーバー（新陳代謝）と言います。

美しい肌を保つために大切なことは、外側の古い皮膚が剥がれ落ち、内側から新しい皮膚が作られるという、このターンオーバーのサイクルが正常に行われるということです。

このサイクルが正常なら、肌の入れ替わりもきちんと行われ、透明感の高い状態が保たれます。しかし、紫外線や加齢などで細胞に水分を保つ力が低下すると、角質が

図　表皮と真皮の構造

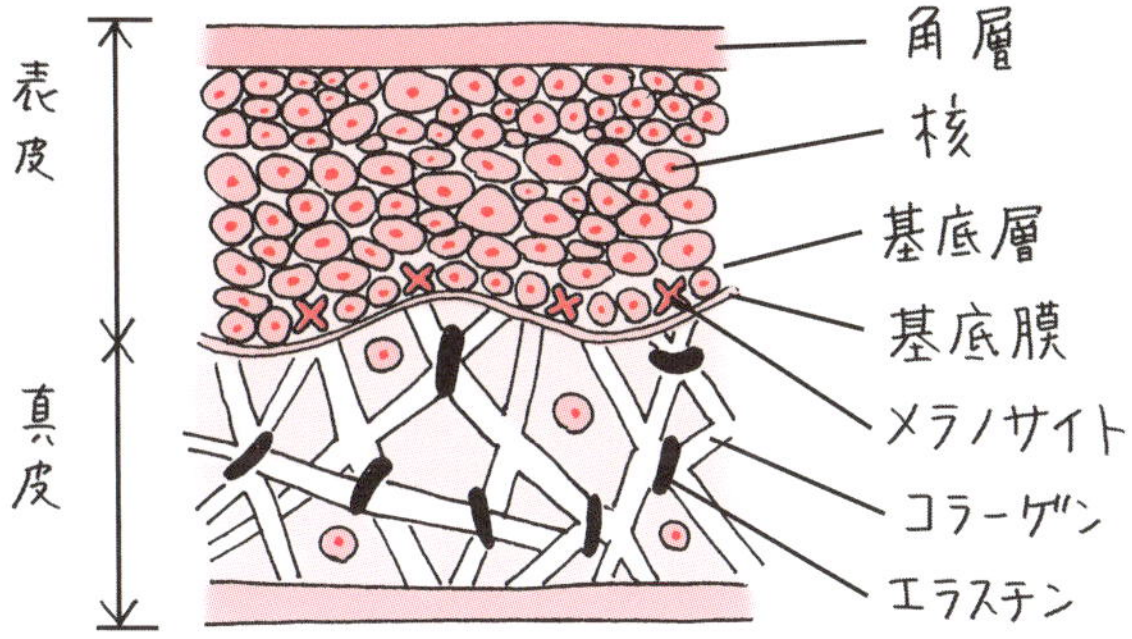

抗酸化物質はメラニンの色を薄くして、
しみを目立たなくする作用がある

硬くなり、古い肌が剥がれ落ちにくくなります。

もし最近、鏡を見て、肌の透明感が落ち、くすんで見えたなら、ターンオーバーのサイクルがうまくいっていないのかもしれません。

しみの原因は、年齢とともに基底層が衰えて、細胞を上にもち上げる力が弱くなり、基底層の下の真皮にメラニンが落ちてしまうことが考えられます。

同じ年齢の方より「皮膚が老化している」と感じられるなら、このターンオーバー機能が低下しているのかもしれません。

肌のターンオーバーを助けるアロエベラ

アロエベラには、このターンオーバーという皮膚の交代を助けてくれる働きがあるのです。2015年に、小林製薬が近畿大学薬学総合研究所と共同で行った研究で、アロエベラのターンオーバー促進機能は実証済みです。

それは、次のような研究でした。アロエベラを含ませた培地でヒトの表皮細胞を培養し、ターンオーバーの指標となる遺伝子の発現を調べたのです。すると、アロエベラによりその発現が増加することがわかったのです。

研究ではこう結論付けています。

「アロエベラの液汁により、健康な肌には欠かせない肌の表皮におけるターンオーバーが促進されることがわかりました」

ターンオーバーがうまくいっていないとメラニン色素が肌に残り、しみや黒ずみとなって肌から透明感が失われますが、アロエベラには紫外線の作用を防止するだけで

図　ターンオーバーの指標となるインボルクリン遺伝子の発現量

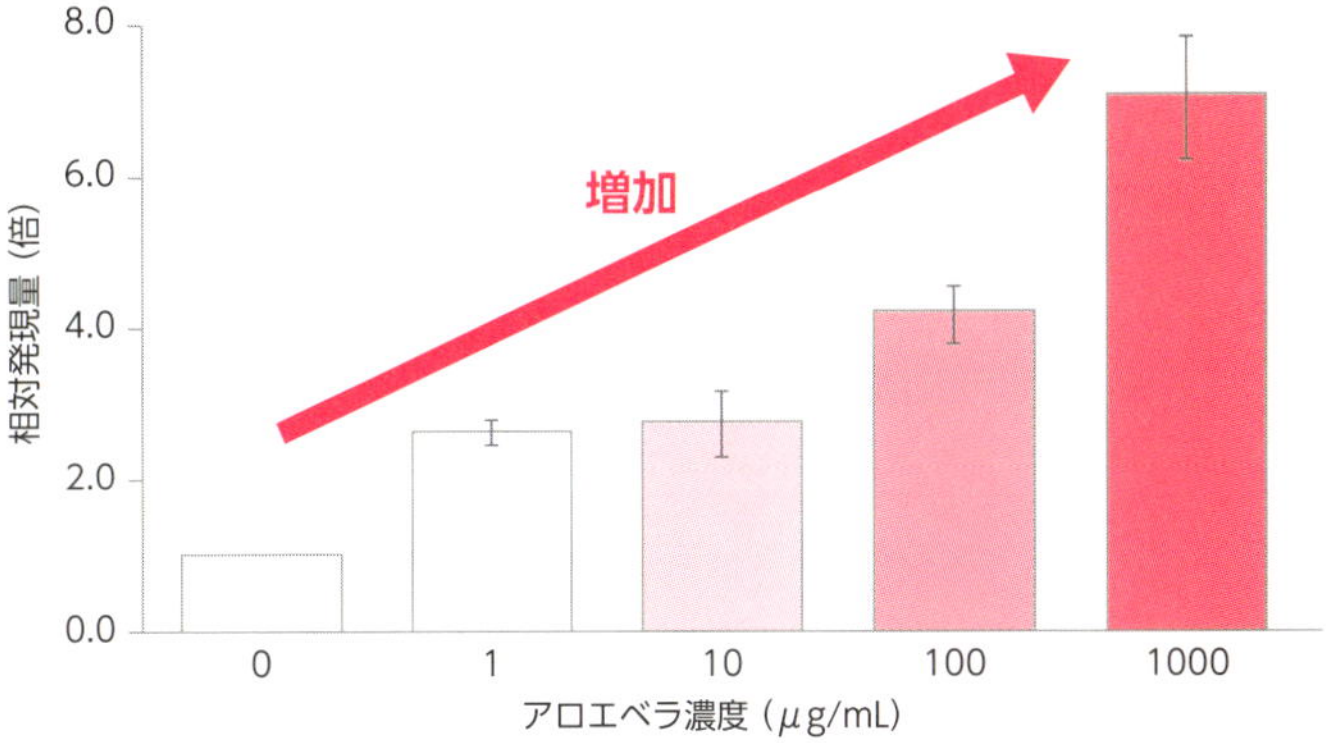

※小林製薬 株式会社 ホームページ
（https://www.kobayashi.co.jp/corporate/news/2015/150818_01/index.html）より改変

なく、メラニン色素を作る「チロシナーゼ」という酵素の働きを抑えることもわかっています。

ターンオーバーがうまくいけば、メラニン色素は皮膚の外へ外へと運ばれ、垢と一緒に剥がれ落ちます。アロエベラにはすでにできたしみや黒ずみの解消にも効果があるというわけです。

加齢を止めることはできませんが、アロエベラを摂ることで、マイナス年齢肌を作ることができるというわけです。肌のターンオーバーが正常になり、しみをどんどん外に押し出してくれるのです。

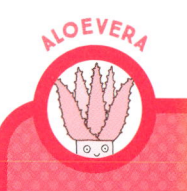

しみ・黒ずみと「光老化」

紫外線が肌によくないと言われますが、しみの主な原因こそ、紫外線です。

「光老化」という言葉をご存知でしょうか？

光老化とは、紫外線を浴びることによって発生する活性酸素（②一重項酸素）が、さまざまな形で肌にトラブルをもたらすことを言います。

紫外線により発生した活性酸素（②一重項酸素）は、皮膚の表皮の基底層に点在するメラノサイトを活性化させ、しみの原因であるメラニンを作り出します。実は人間には、メラニンに紫外線を吸収させて、紫外線が真皮に侵入しないようにする防衛機構があるのです。しかし、活性酸素によってそうした防衛機構の働きは妨げられてしまいます。

活性酸素はしみだけでなく、他にもいろいろな悪さをします。

活性酸素に攻撃されたコラーゲンやエラスチンは機能を失い、その結果、肌は弾力

紫外線はお肌の大敵

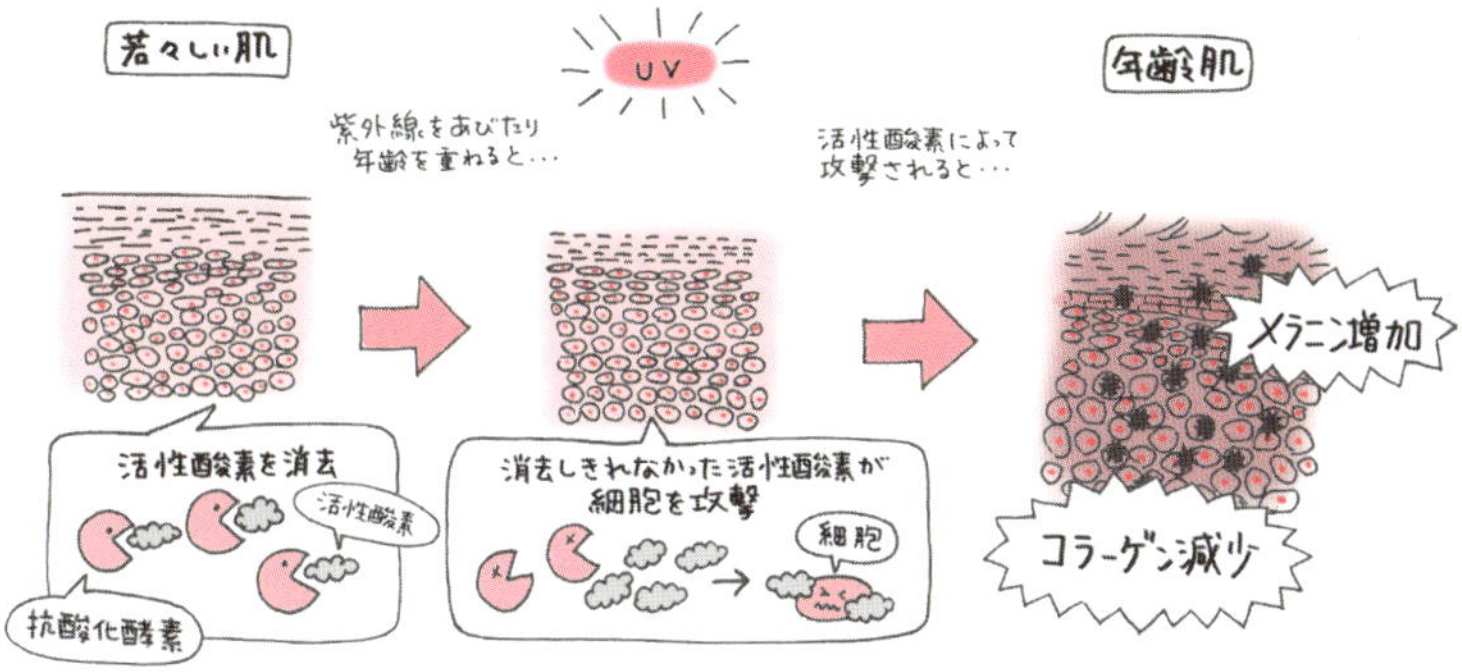

※株式会社 再春館製薬 ホームページ
(https://www.saishunkan.co.jp/domo/kaihatsu/gakkai/skin03.html) より改変

性を奪われ、たるみやしみが生まれます。

化粧品のCMでよく耳にするヒアルロン酸も、活性酸素によりバラバラとなってしまうため、肌はみずみずしさを失います。

細胞膜を作っている脂質は、活性酸素の攻撃により過酸化脂質になります。これがタンパク質と結びつくと、リポフスチンという老化色素となり、しみになってしまいます。

最近では、加齢より光老化の方が、肌の老化を進めるとも言われます。実年齢より老けてみられる方は、光老化を疑ってみてもいいかもしれません。

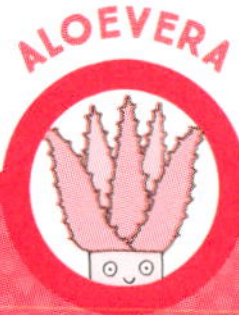

紫外線のダメージをアロエベラで防ぐ

しみや黒ずみが目立つと老けて見られ、気持ちが沈む原因となります。

しみ対策として考えられるのは、とにかく紫外線を浴びないことです。それと同時に、日常的に抗酸化物質を摂ること。

なぜなら、紫外線を浴びてからメラニンが酸化され黒くなるまでには、1秒もかからないからです。

ですから、活性酸素の肌への害を防ぐためには、紫外線を浴びた後で抗酸化物質を摂っても遅いのです。

日々の食事で抗酸化物質を摂り、常に紫外線と活性酸素の害に備えておく必要があります。

日常的に摂れる抗酸化物質としてはビタミンCがあります。

ビタミンCには、酸化により色が濃くなったメラニンを還元して、しみの色を薄くする働きがあります。しみが薄くなると、それだけで肌の透明感はアップします。

アロエベラは「光老化」から守ってくれる

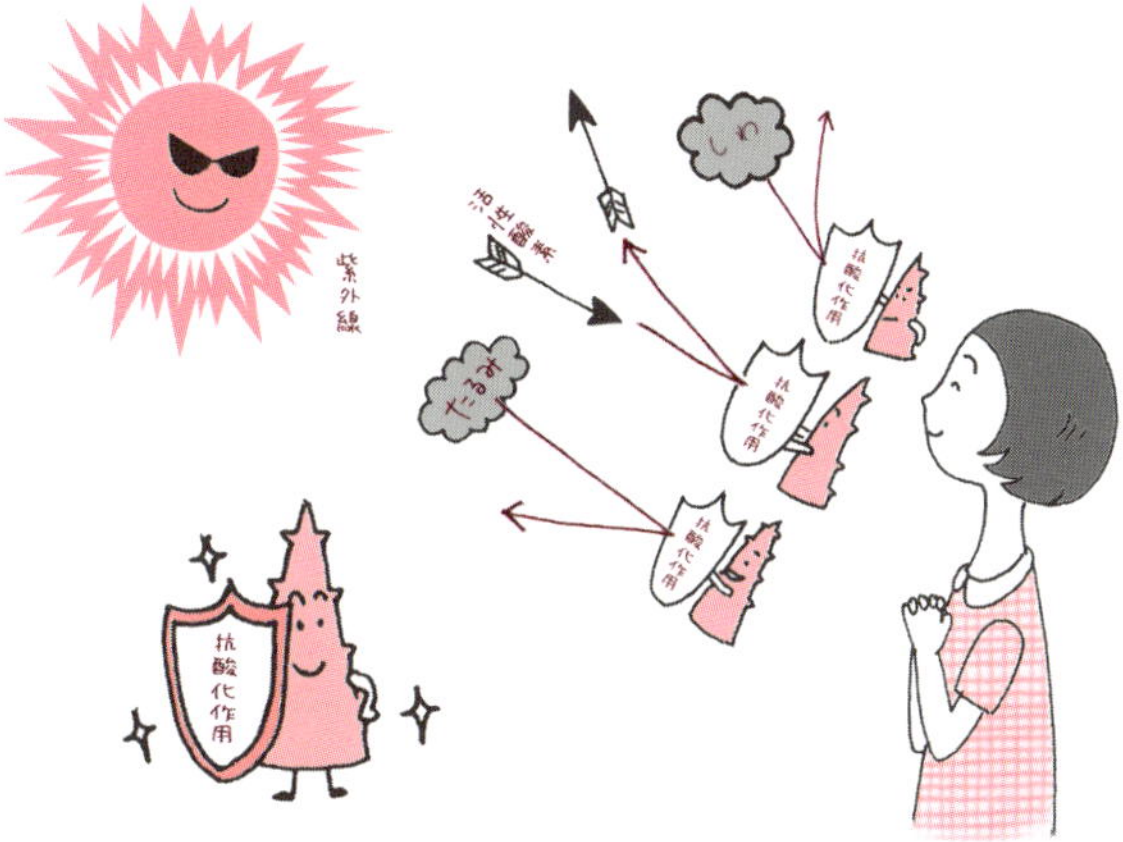

そして何より、アロエベラです。アロエベラはSODを活性化させ、しみや黒ずみを消したり、肌の透明感を増す効果が期待できます。

アロエベラが紫外線の作用を防止することは、実験で確認されています。

肌に紫外線を当て、その後の経過を観察したところ、アロエベラを塗ったところは炎症がおこらなかったのです。

アロエベラの紫外線防止効果がはっきりと確認できたのです。

参考文献
論文「紫外線紅斑試験によるアロエベラゲル（97・5％）の抗炎症能の検討」

しわ・たるみの原因は実は「近赤外線」

しわやたるみなど肌の老化の原因は紫外線ではなく、実は「近赤外線」であることが、２００９年の米国皮膚学会で指摘されました。近赤外線は水に吸収されますが、加齢により肌の保水力が低下すると、近赤外線を防御することができなくなるために、肌の深い位置にある真皮のコラーゲンやエラスチンがダメージを受け、しわやたるみの原因となるのです。

ＣＭでもよく見かけますが、肌にハリや弾力を求めて、食事やサプリでコラーゲンを摂ることが、肌によいことのように思われがちです。しかし、口から入ってきたコラーゲンは、消化酵素で分解されて吸収されますので、そのコラーゲンがそのまま、皮膚のコラーゲンになるわけではありません。

アロエベラを摂って、コラーゲンを作る働きを高めることもひとつの方法ですが、ワルシャワ医科大学のスタショウ教授がこの働きを確認しています。

コラーゲン繊維は束になっていて、立体的な網の目のような複雑な構造になってい

アロエベラはお肌のハリを保ってくれる

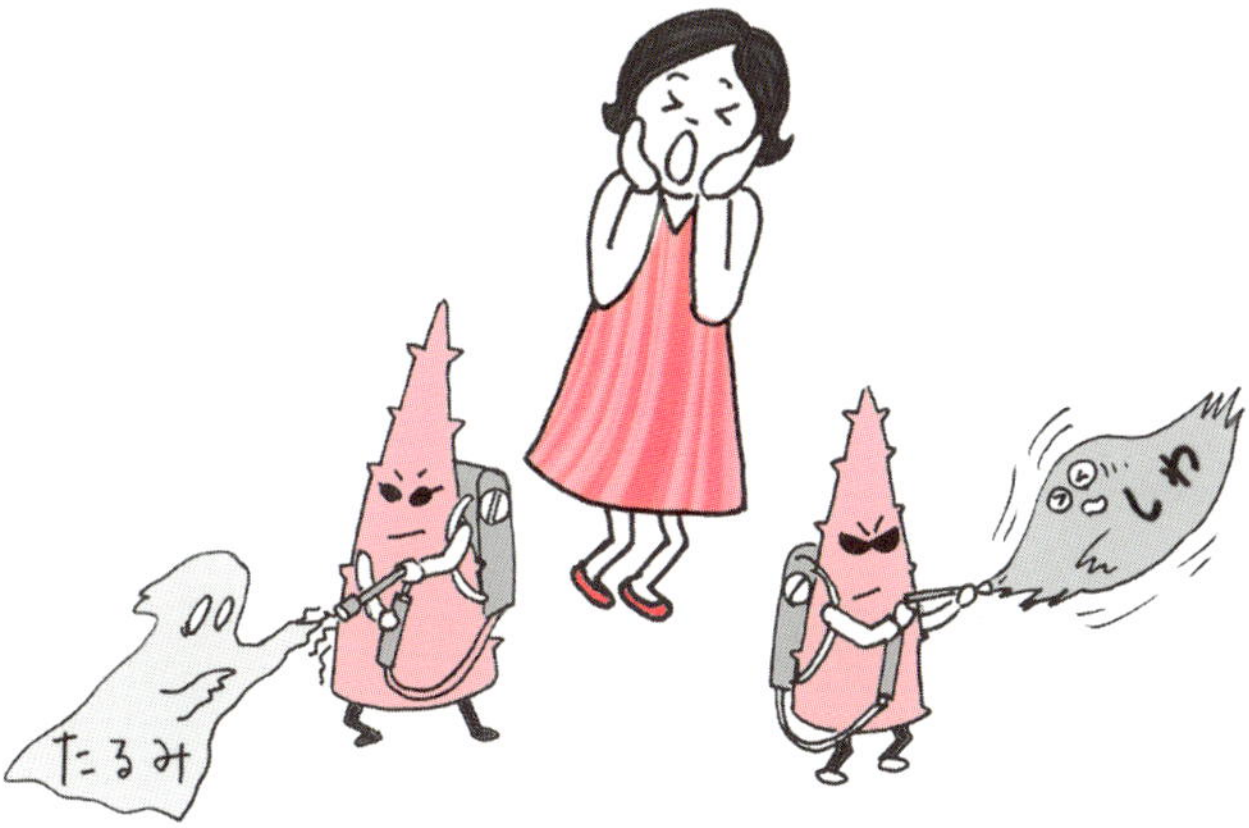

ます。この網目の中に、水分を含んだアロエベラの多糖体がたっぷり入れば、お肌に潤いが蘇ります。アロエベラの保水力の中心こそ、たっぷり含まれている、この多糖体です。多糖体には水分を引きつける力がありますから、お肌にしっとり感とみずみずしさが増してくるわけです。

アロエベラは肌に塗った場合でも、口からの摂取でも同じ効果が得られることがわかっています。

アロエベラを口から摂ることと、外から併用することのダブル効果で、コラーゲンが作られるスピードが上がり、保湿力が高まり肌トラブルの改善につながるのです。

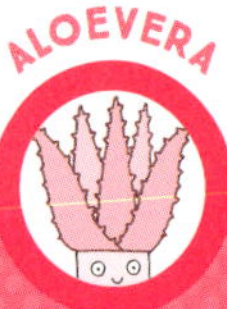

35歳を過ぎたらアロエベラを食べて活性酸素対策をしましょう

肌の老化だけでなく、アンチエイジングのキーポイントは活性酸素対策です。

そして、この厄介な活性酸素に、アロエベラが有効に働くことは繰り返し、お伝えしてきました。

30代半ば以降、体内のSOD活性がぐっと落ちてくることは、PART1で繰り返し、お話ししました。絶対に作ってはいけない、原爆級の活性酸素④ヒドロキシラジカルを生成させないようにするカギを握るのがSODですが、アロエベラにはSOD活性を上げる働きがあるのです。

アロエベラには、活性酸素の「③過酸化水素」を無毒化する酵素「カタラーゼ」や、ビタミンA、ビタミンC、ビタミンEなども含まれていることが、さまざまな研究で明らかになっています。

さらに、抗酸化作用を助ける亜鉛や鉄、マンガン、マグネシウムなどのミネラルも、

ビタミンやミネラルが豊富

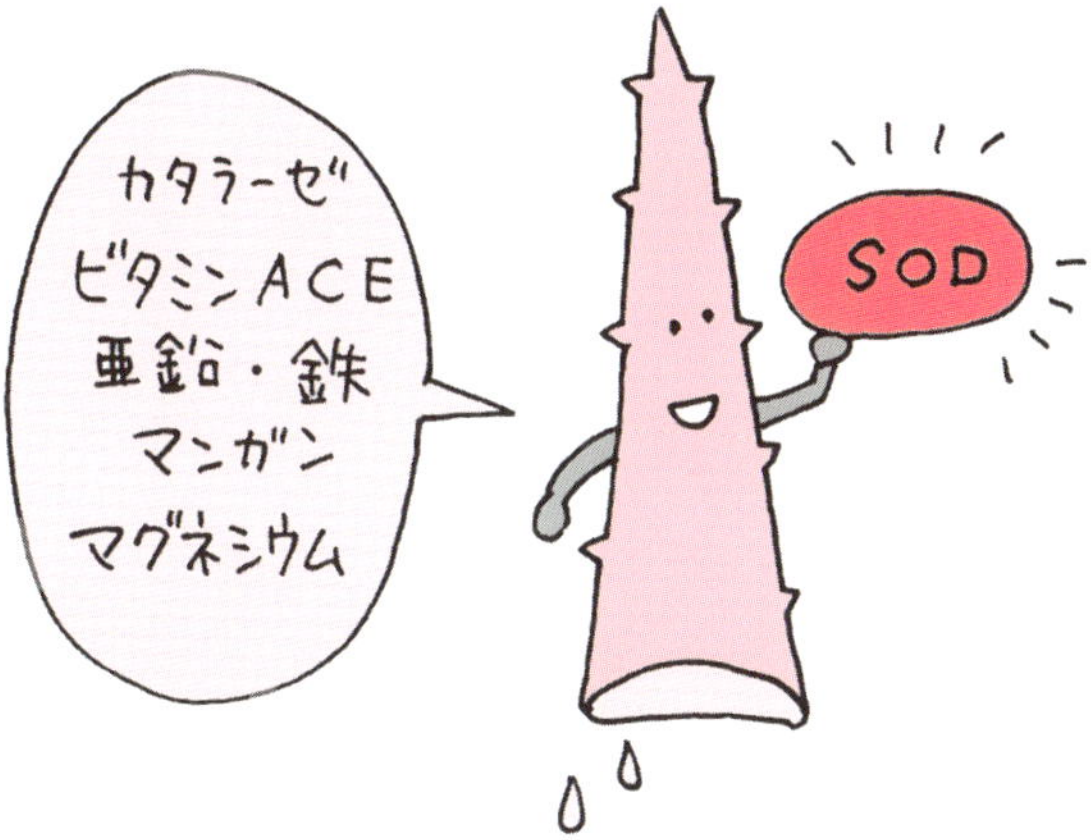

アロエベラには含まれているのです。
ですので、アロエベラを摂っていれば、抗酸化に働く物質が常に補給でき、加齢で弱くなっていく活性酸素への抵抗力をアップしてくれるのです。
とりわけ、SOD活性が落ちてくる35歳を過ぎたら、アンチエイジングのために意識して、アロエベラを摂ることをお勧めします。
アロエベラには「生命の鎖」をしっかりつなぐ、ほとんどの栄養素のほか、有用成分もたっぷり含まれているのです。

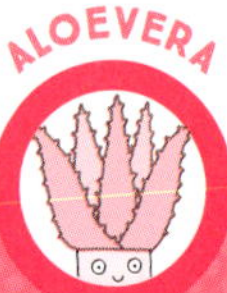

「糖化」で蝕まれる健康

老化を促進させる要因には、「酸化」以外にもう一つあります。それが「糖化」です。活性酸素による酸化が「体のサビ」と言われるのに対して、糖化は「体のコゲ」と言われます。

糖化とはタンパク質や脂質が、糖と結びつくことです。糖質を過剰に摂ると、急に血糖値が上がります。体はインスリンを出して下げようとしますが、血糖値が高すぎると処理できなくなってしまいます。すると糖はタンパク質と結合して、老化促進物質である「AGEs」に変わります。これを糖化と言います。

糖化するとタンパク質が本来の機能を失うため、代謝が滞り、さまざまな不調が起き、老化も促進されます。

糖化は、肌のしわやくすみ、しみなどとなって表れます。

また血管はコラーゲンなどのタンパク質からできていますから、糖化すれば硬くなります。糖化してコラーゲンが血管の内側に蓄積すると、動脈硬化のリスクが高まり糖化は「体のコゲ」

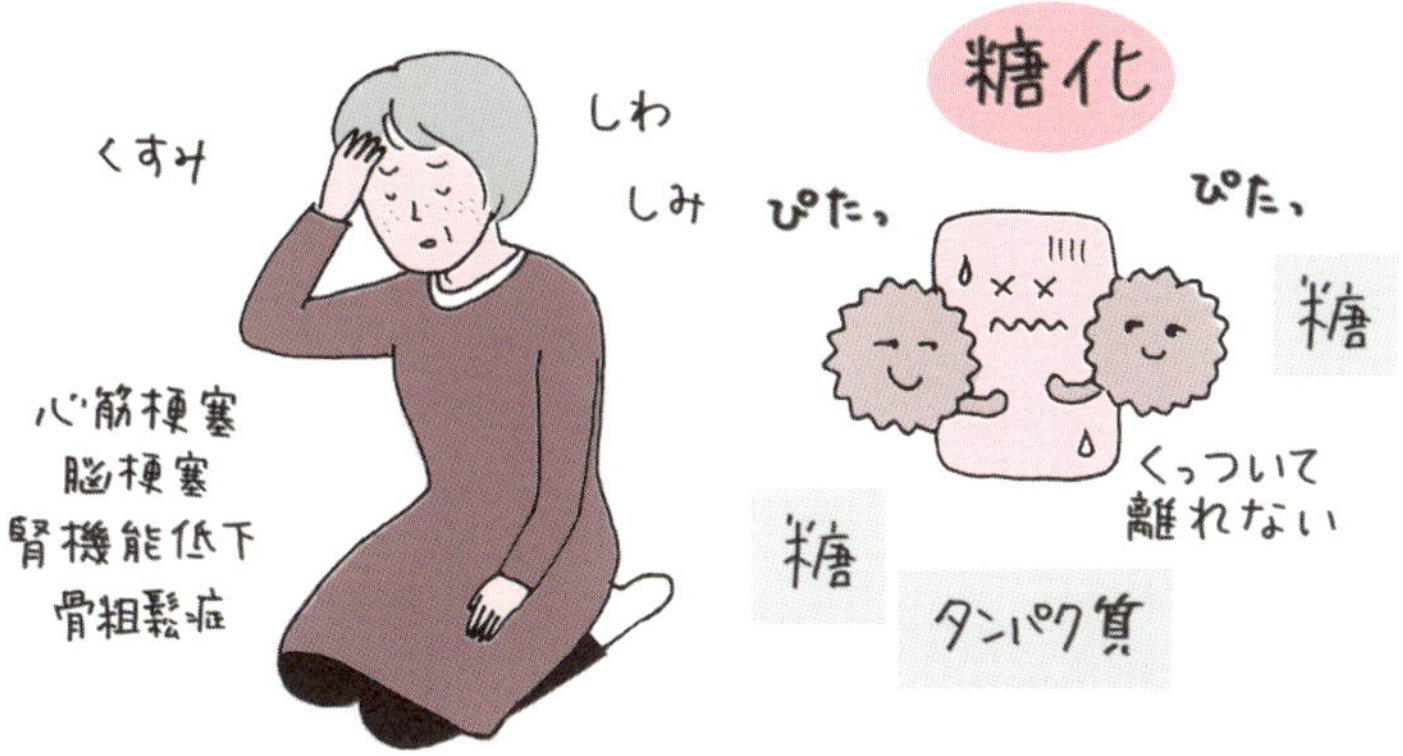

ます。血液は全身に酸素や栄養素を運んでいるので、動脈硬化になると、体にさまざまな悪影響が出てきます。動脈硬化が進行すれば、心筋梗塞や脳梗塞などの心配が出てきます。

一方、腎臓のろ過機能を支える膜のタンパク質が糖化すれば、腎機能が低下してしまいます。

さらに骨の半分はタンパク質で構成されていますから、骨が糖化すれば、硬くなってもろくなり、骨折したり、骨粗鬆症になりやすくなります。目は白内障やドライアイに、最近ではアルツハイマー病との関連も指摘されています。

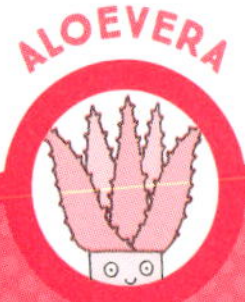

アロエベラが血糖値を調整

糖化の対策としては、糖質を摂りすぎないことです。砂糖や果物の食べすぎに注意することが大切ですが、極端な糖質制限はお勧めしません。砂糖や果物の摂りすぎに注意したり、主食を低GI食品に変えたり、食物繊維をたっぷり摂るなどの工夫で、食後の血糖値を急激に上げないことが大切です。

糖化によりもたらされる病気に、糖尿病があります。糖尿病は予備軍を合わせると、日本人の10％をはるかに超える国民病とも言われ、インスリンという、すい臓から分泌されるホルモンが関係している病気です。

アロエベラは、糖尿病への効果があることが実証されています。

韓国の梨花女子大学校の尹教授が、ラットの実験でこのように確認しました。

「アロエベラでインスリンの分泌量が平均18パーセント増え、血糖値は21パーセント下がった」。

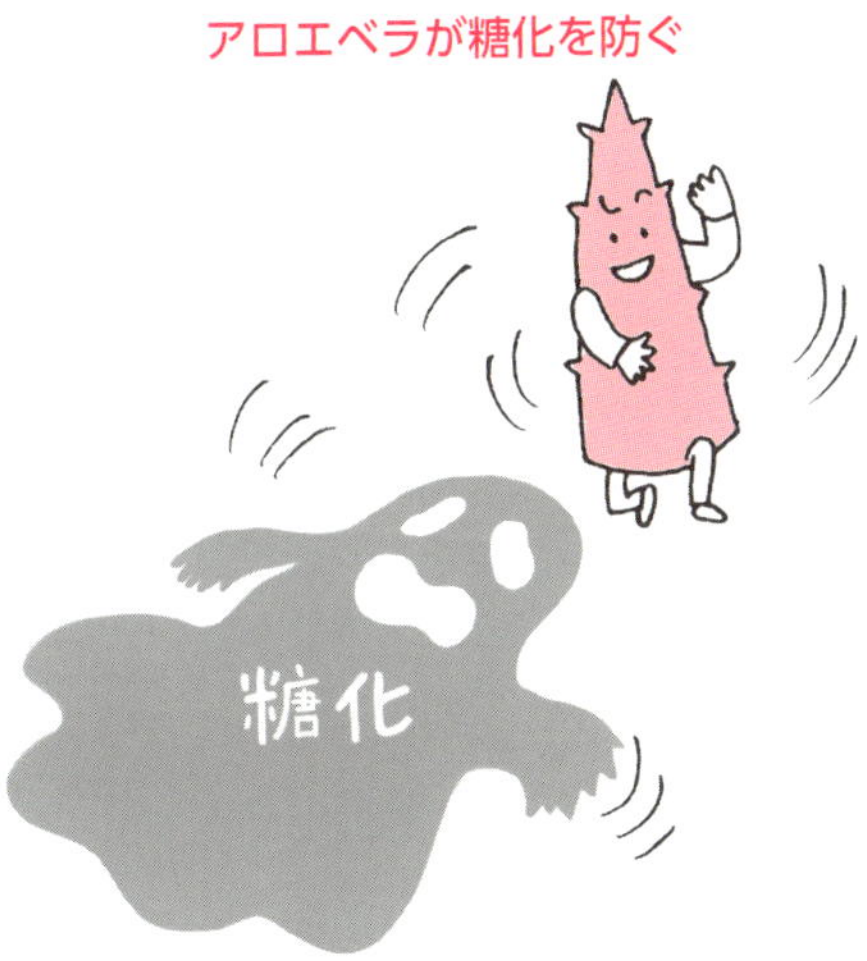

糖尿病の臨床でも、サウジアラビアのガンナム教授がアロエベラの効果を証明しています。

「アロエベラで、血糖値とＨｂＡ１ｃが低下した」。

ＨｂＡ１ｃとは、糖が結びついたヘモグロビン濃度で、血糖値より長期間にわたる体の糖化度が推定できます。アロエベラはインスリンの分泌を正常化し、細胞への糖の取り込みを改善して血糖値を下げる働きがあるのです。

人間を老いさせる「糖化」に関して、さまざまな原因があるのですが、アロエベラによって改善する例もきっとあるのではないでしょうか？

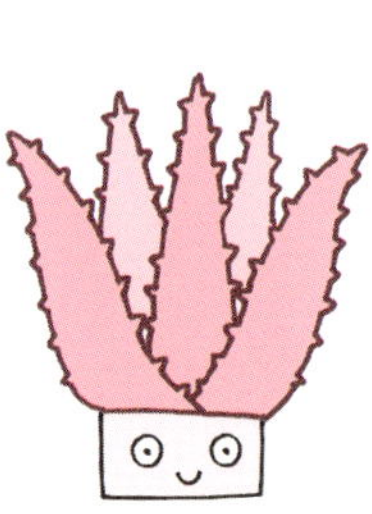

PART 4

さまざまな病気と活性酸素とSOD

ALOEVERA

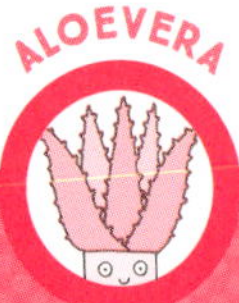

疲労も活性酸素によって起こる?

「ヘトヘト」「バテバテ」「ぐったり」など疲労の表現はさまざまありますが、実は、なぜ疲労が起きるのかはよくわかっていないのです。生活していく上で、最も頻繁に感じるものであるのに、意外に思われるかもしれません。

ただし、メカニズムはわからなくても、私たちは疲れが抜けなかったり、気力を奪われたりして暮らしています。

大阪市立大学の渡辺教授は、疲労に活性酸素が絡んでいるのではないか、という仮説を立てました。活性酸素がミトコンドリアなどに障害を与え、細胞の機能が低下することで、疲労が発生するのではないかと考えました。

ミトコンドリアでは、酸素とブドウ糖を原料として、エネルギーが作られます。すなわち、ミトコンドリアは酸素を使ってエネルギーを起こす、発電所のようなものです。

渡辺教授の仮説は、以下のようなものです。

図　疲労と活性酸素の関係（渡辺教授の仮説）

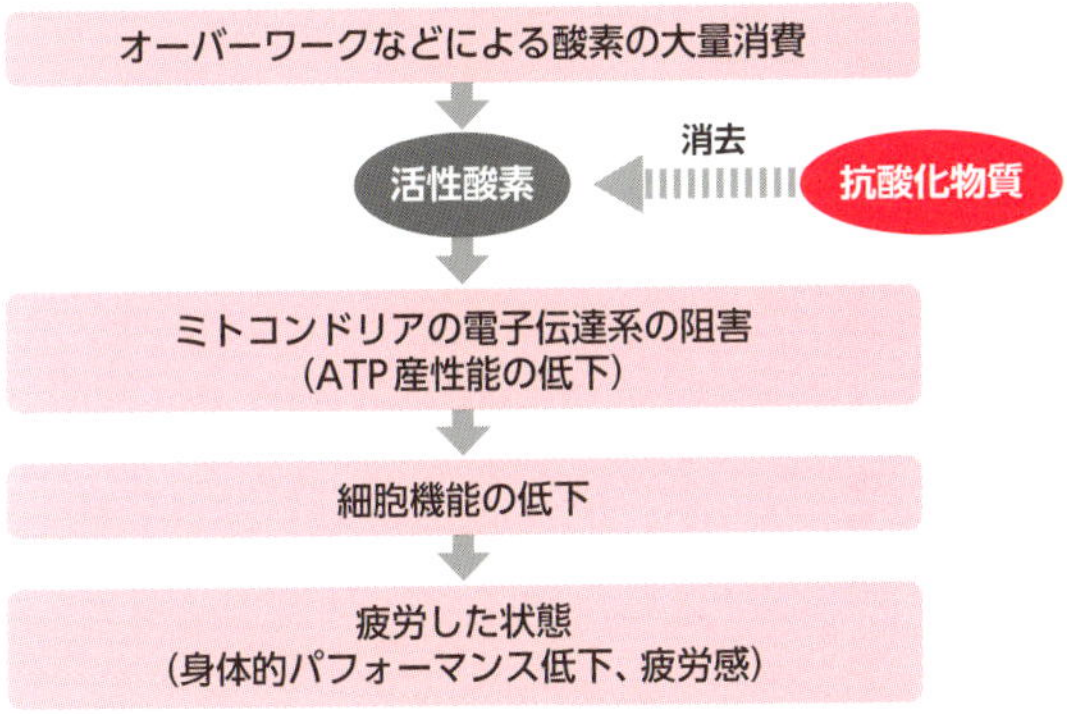

※アロエベラゲルはラット腹膜炎モデルに効果を示した。すなわち、アロエベラゲルはCu／ Zn スーパーオキシドなどの酸化作用に関するパラメーターに対して抗酸化作用を示した。

まずオーバーワークなどで、大量の酸素を消費する過程で活性酸素が発生、ミトコンドリアの電子伝達系を阻害することで働きが悪くなり、エネルギーが作られにくくなります。

エネルギー不足になれば細胞の働きが悪くなり、細胞の機能が低下することで身体的パフォーマンスが低下したり、疲労感を感じるなど、いわゆる疲労した状態になるのではないかという仮説です。

そこで、活性酸素を減らす働きのあるアロエベラで、疲労回復を図るという方法もあるわけです。

乳がん……エストロゲンの減少で発症の危険度が上がる

活性酸素がもたらす病気の代表が、「がん」です。慢性的な酸化ストレスが、すべての発がんに関連することが、疫学上の研究からわかっています。

乳がんでカギを握るのが、「エストロゲン」という女性ホルモンです。エストロゲンは女性らしい体を作るホルモンと言われており、ふっくらした体つきを生み、新しい皮膚や骨を作り出すサポートをしたり、脳の働きを活性化させたり、感情をコントロールするのに役立っていると考えられています。

エストロゲンの働きはそれだけにとどまらず、活性酸素を無力化させる働きも備わっているとも言われています。

しかし、エストロゲンは年齢を重ねるとともに分泌量が減少し、閉経を迎える頃には激減してしまいます。

高齢の女性が骨粗鬆症にかかりやすいのは、エストロゲンの分泌が大きく減ってしまうことが原因と考えられています。さらにもう一つ、エストロゲン減少の影響を受

エストロゲンの減少で乳がん発症のリスクを招く

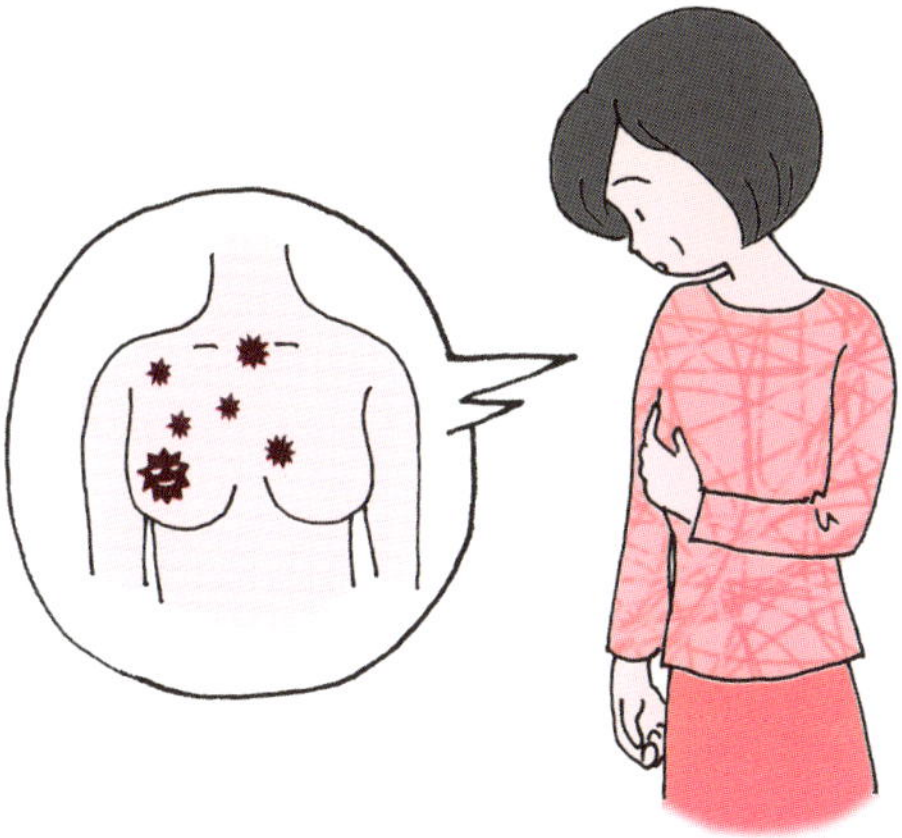

ける病気が、乳がんです。
活性酸素に対する「盾」としての機能を果たしていたエストロゲンが減ってしまうことで、乳房の内部にある乳管や小葉と呼ばれる部位が、活性酸素の攻撃にさらされ、その結果、細胞の一部が壊れ、遺伝情報を正しく生み出すことができなくなり、がん化する危険が高まってしまうのです。
閉経前後のエストロゲンの減少は、生理学上避けることはできません。活性酸素への防衛機能を維持していくためには、食生活に気をつけて、抗酸化力のある飲み物、食べ物を常に摂り入れていくことが大事なのです。

子宮内膜症のがん化と活性酸素

子宮内膜症とは、月経期間に一致して増殖や出血が起こる病気で、女性の約1割が罹患するものです。子宮内膜と間質が内臓以外の部位で生着してしまうために、ホルモン刺激によって、子宮内膜と同様に月経周期に一致して、増殖や出血が起こる病気です。

病気自体は良性疾患の1つとされていますが、卵巣明細胞腺がんの2つのタイプが子宮内膜症に合併して起こることが明らかになっています。

子宮内膜症の症状の1つに「卵巣チョコレート嚢胞」と呼ばれる嚢胞の発生があります。肉眼的には、こげ茶色のどろっとした内容物が入った嚢胞です。

この卵巣チョコレート嚢胞の中では、古い血液から産生された成分が過剰に蓄積して、鉄分が放出されることで、鉄イオンと③過酸化水素が反応して、活性酸素やフリーラジカルが発生します。こうした酸化ストレスが上皮細胞に遺伝子変異をもたらして、がんになると考えられています。

卵巣チョコレート嚢胞による子宮内膜症の発がんプロセス

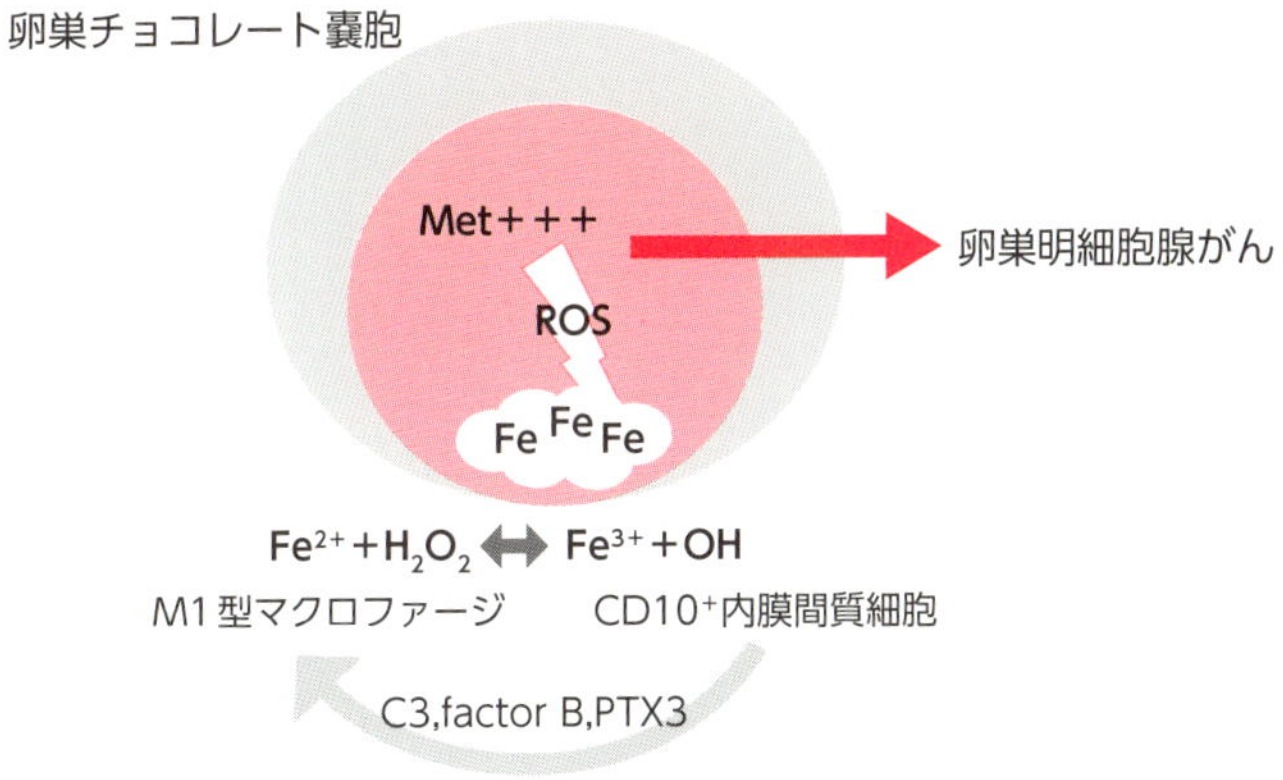

子宮内膜症からがん化する過程で重要な役割を果たす酸化ストレスを軽減させるためには、抗酸化物質を体内に摂り入れることが大切です。すなわち、アロエベラが有効だと考えられます。

最近の研究では上皮細胞だけでなく、間質細胞を介する反応がある可能性も確認されました。酸化ストレスを受けた上皮細胞が、なんらかの形でそれを防御しようとして産生するタンパクが、がん化の原因ではないかということです。酸化ストレスを軽減していくことこそが、重要なのです。

参考文献
論文「アロエマンナンの抗腫瘍効果」テキサス大学健康科学センター
論文 アロエの抗腫瘍活性（添田博士）
論文 がんの延命効果（イタリア サンジェラルド病院）

認知症……活性酸素が神経細胞を傷つける

一時代前と比べ、平均寿命は大幅に延びました。高齢化社会の到来は、アルツハイマー病やパーキンソン病など、脳神経疾患の患者数の大幅な増加を招いています。これらの疾患の原因は不明で、明確な治療法が確立されているわけではありませんが、脳自体が、多くの酸素を消費する臓器であることから、活性酸素やフリーラジカルの酸化ストレスによって、脳細胞が傷つけられたことが影響を与えているのではと考えられています。

私たちの体の機能をつかさどっているのが、脳です。脳は、主に神経細胞で構成されており、大脳、小脳など脳全体を合わせると、1000億個を超えると言われています。この神経細胞の間で、電気信号で連携して、非常に複雑な「神経回路」を構築して、脳の働きを生み出しています。脳はすべて、神経細胞間を電気信号が複雑に飛び交うことで機能しています。神経細胞が死んだり傷ついたりすると、私たちの体は司令機能を失ってしまうことになります。

活性酸素が神経細胞を傷つける

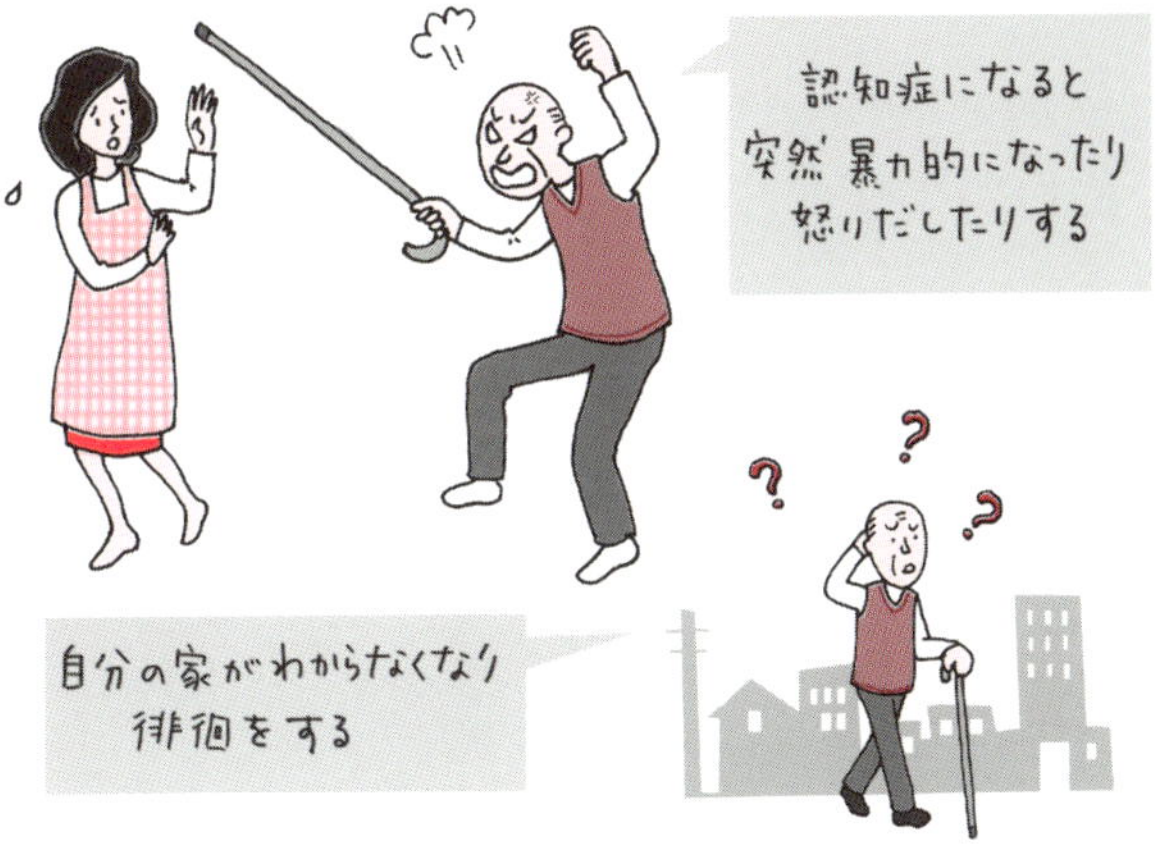
認知症になると
突然暴力的になったり
怒りだしたりする
自分の家がわからなくなり
徘徊をする

神経細胞にダメージを与える原因の1つに老化が考えられます。酸化ストレスの蓄積が、老化の一因であることはこれまで説明してきました。いま、爆発的な勢いで患者数が増えている認知症は、原因が明確には解明されてはいませんが、活性酸素による酸化ストレスが関与している可能性があります。

活性酸素が発生しやすい環境で暮らしていると、脳神経系の病気を発症しやすくなる可能性があります。脳細胞は一度死んでしまうと再生できません。日頃から抗酸化物質を体内に摂り入れておく必要があるのです。

動脈硬化……悪玉コレステロールと活性酸素

動脈硬化とは、血管の壁に膨らんだ脂質がこびりつき、血液の通り道が狭くなってしまう状態です。血管のゴミが詰まっているような状態が、自分の体の脂質によって引き起こされてしまうのが動脈硬化です。この動脈硬化に関連した重大な疾患である心筋梗塞などの心臓疾患や、脳梗塞などの脳血管疾患のリスクが高まります。

動脈硬化の発症にも、活性酸素が関与することが明らかになってきました。

血液の中には低比重リポタンパク（ＬＤＬ）や、高比重リポタンパク（ＨＤＬ）などのリポタンパクが脂質として存在しています。このリポタンパクは、フリーラジカルによって酸化が連鎖的に進むことがわかっています。

この中でＬＤＬは、細胞の生命維持に不可欠なコレステロールなどを、肝臓から組織へ運ぶ大切な役割をもっていますが、これがフリーラジカルによって、酸化ＬＤＬに変化します。別名、「悪玉コレステロール」と言われるものです。私たちの体は、酸化ＬＤＬを異物として認識し、侵入者に対して、白血球の一種であるマクロファー

図　正常な動脈と動脈硬化の血管の状態

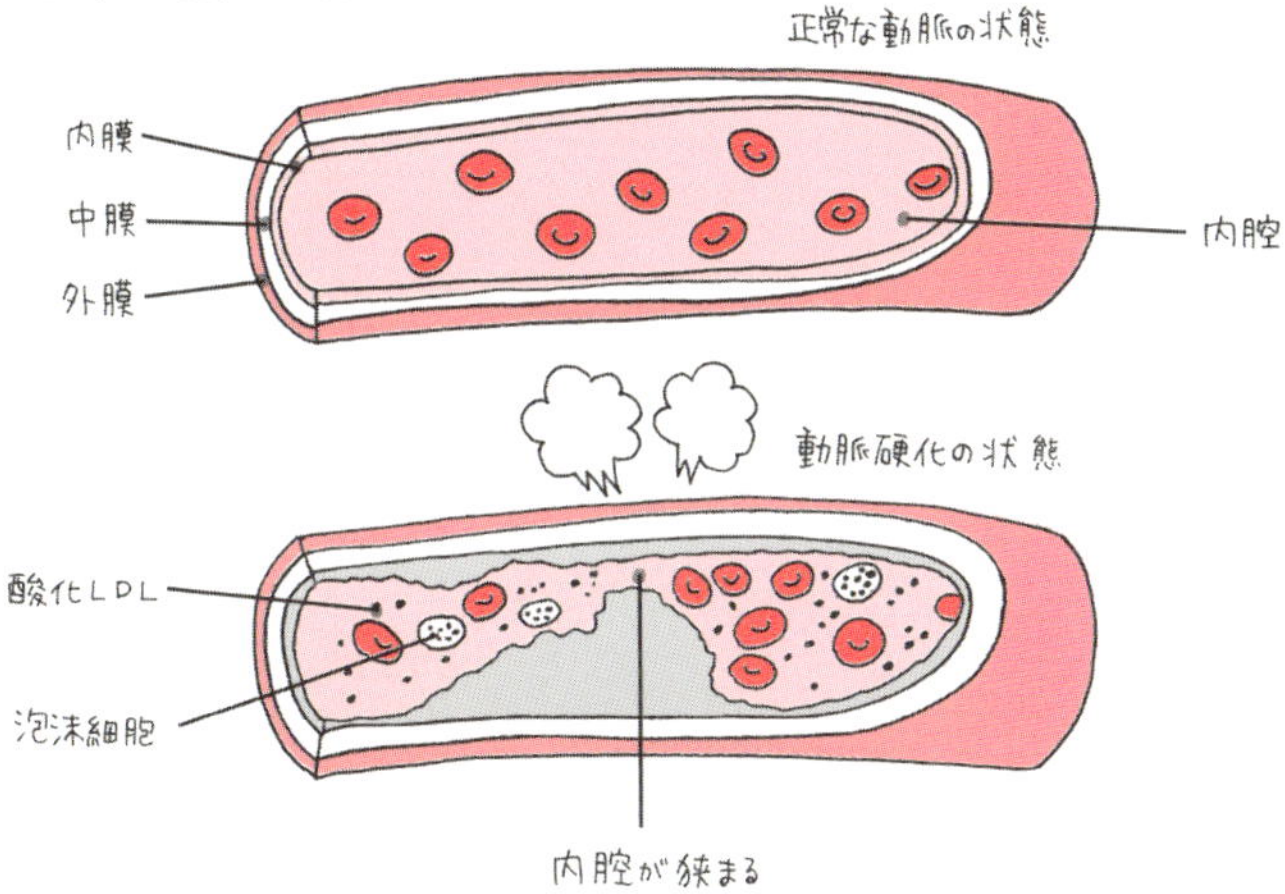

ジという、血管の掃除屋を血管内に送り出します。マクロファージは日本語で「大食細胞」という意味ですから、文字通り、体内の酸化LDLを食べまくります。

酸化LDLをどんどん自分の中に取り込んで、膨れ上がったマクロファージは死に絶えてしまい、ドロドロのお粥のような状態になって血管に残ります。これが血管にこびりつく脂質の正体です。どんどん血管内にこびりついていくことで、動脈硬化が進んでいきます。

動脈硬化を防ぐためには、まず悪玉コレステロールである酸化LDLを増やさないことと、フリーラジカルの活動を抑えることが大切になります。

糖尿病……患者の血中に抗酸化物質が少ない

生活習慣病の代表として、名前がよく挙げられる病気に糖尿病があります。糖尿病は血糖値が上がってしまい、その影響で腎臓障害や動脈硬化、手足のしびれ、目の病気など、さまざまな合併症を引き起こす怖い病気です。

糖尿病は暴飲暴食や運動不足など、生活習慣が原因となって引き起こされる病気ではあるのですが、最近になって、その糖尿病にも活性酸素が影響しているのではと考えられています。

糖尿病は、血糖値の上昇を抑える酵素「インスリン」がすい臓で十分に作られなくなるため、血糖値が上昇したままとなり、腎臓障害・神経障害・動脈硬化・網膜症など、体のあらゆる部分にさまざまな障害をもたらします。

糖尿病に活性酸素が関係しているのではないかと考えられる背景には、糖尿病患者の検査数値にあります。

糖尿病患者の血液を調べてみると、SODという酵素が少ない傾向が見られます。

活性酸素が糖尿病の悪化を進める要因に

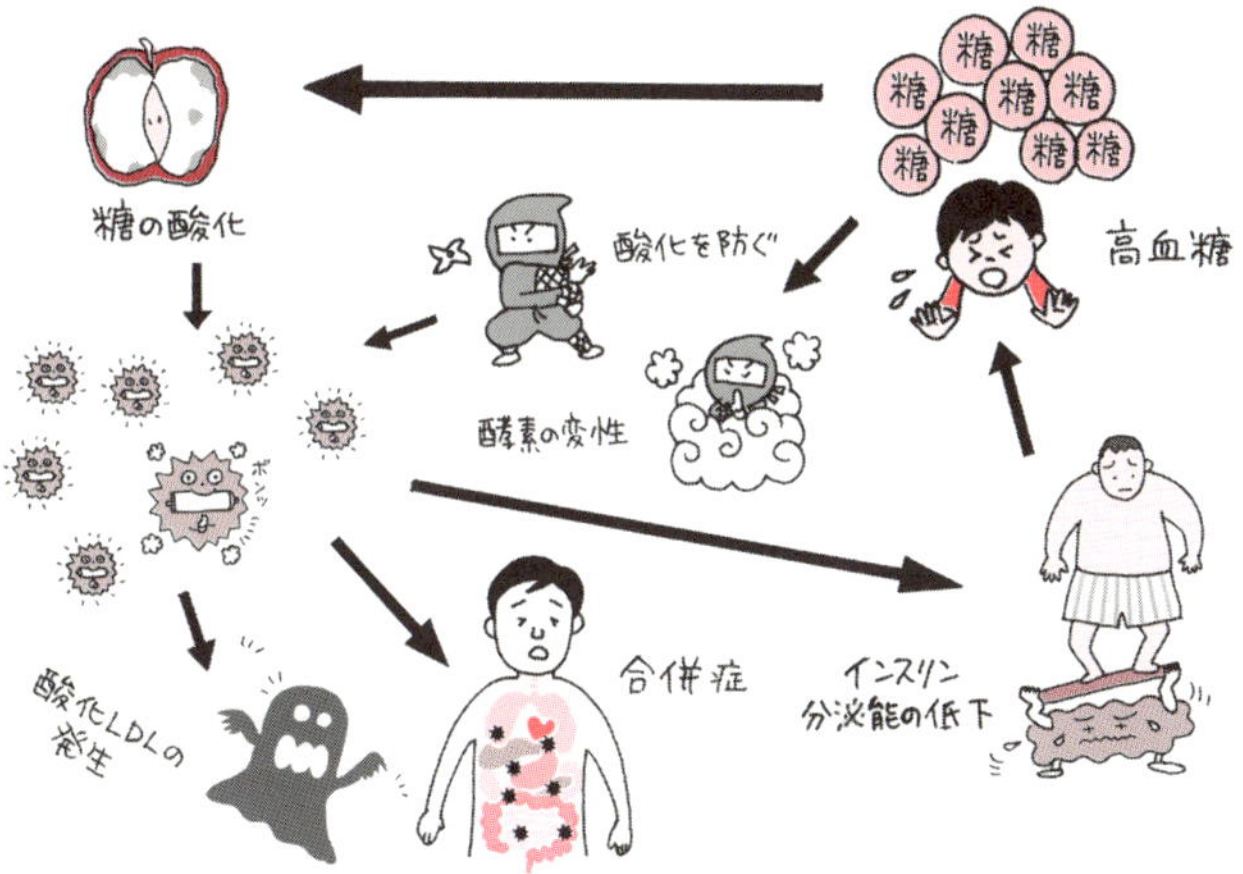

PART1で詳しく触れましたが、SODはスーパーオキシドという活性酸素を除去する抗酸化物質です。インスリンは、すい臓のβ細胞と呼ばれる部分で作られますが、このβ細胞はスーパーオキシドなどの活性酸素をとても苦手にしていることがわかっています。

SODが足りなくなった分だけ、すい臓のβ細胞が攻撃を受けやすくなり、β細胞がダメージを受けると、インスリンを作り出す能力が減少して、血糖値コントロールに支障をきたすのではないかと考えられています。

参考文献
論文 アロエベラジュースと血糖値・中性脂肪値（タイ マヒドール大学医学部）

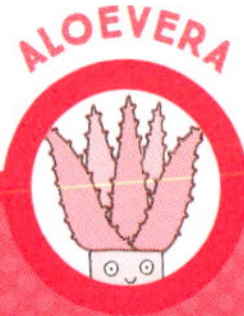

肝臓病……最大の敵はアルコールではなく活性酸素

肝臓にとっての最大の「敵」はアルコールだと思われがちです。確かに過度のアルコール摂取は、肝機能を低下させて機能障害を引き起こす可能性があります。しかし、肝臓にダメージを与えるのは、アルコールだけではありません。実は活性酸素によっても、肝臓は大きなダメージを受けることがわかってきています。

肝臓には、「代謝」「解毒」「排泄」という、生命維持にとって大切な3つの役割があります。これらの重要な役割を支えているのが血液です。肝臓はものすごく多くの毛細血管が入り組んで構成された臓器で、そこに流れ込む血液の量は1日で、2000リットルを超えると言われています。それだけの血液から酸素を得て、日々フル回転で活動している肝臓では、大量の活性酸素が発生してしまうのです。

アルコールの過剰摂取などで肝機能が低下している場合には、より活性酸素のダメージを受けやすくなります。過食や運動不足による「脂肪肝」「C型肝炎」にも要注意です。さらには、再生不可能な「肝硬変」、「肝がん」に進む危険があります。

図 「脂肪肝」に活性酸素が直結すると、体内ではこんなことが起こります！

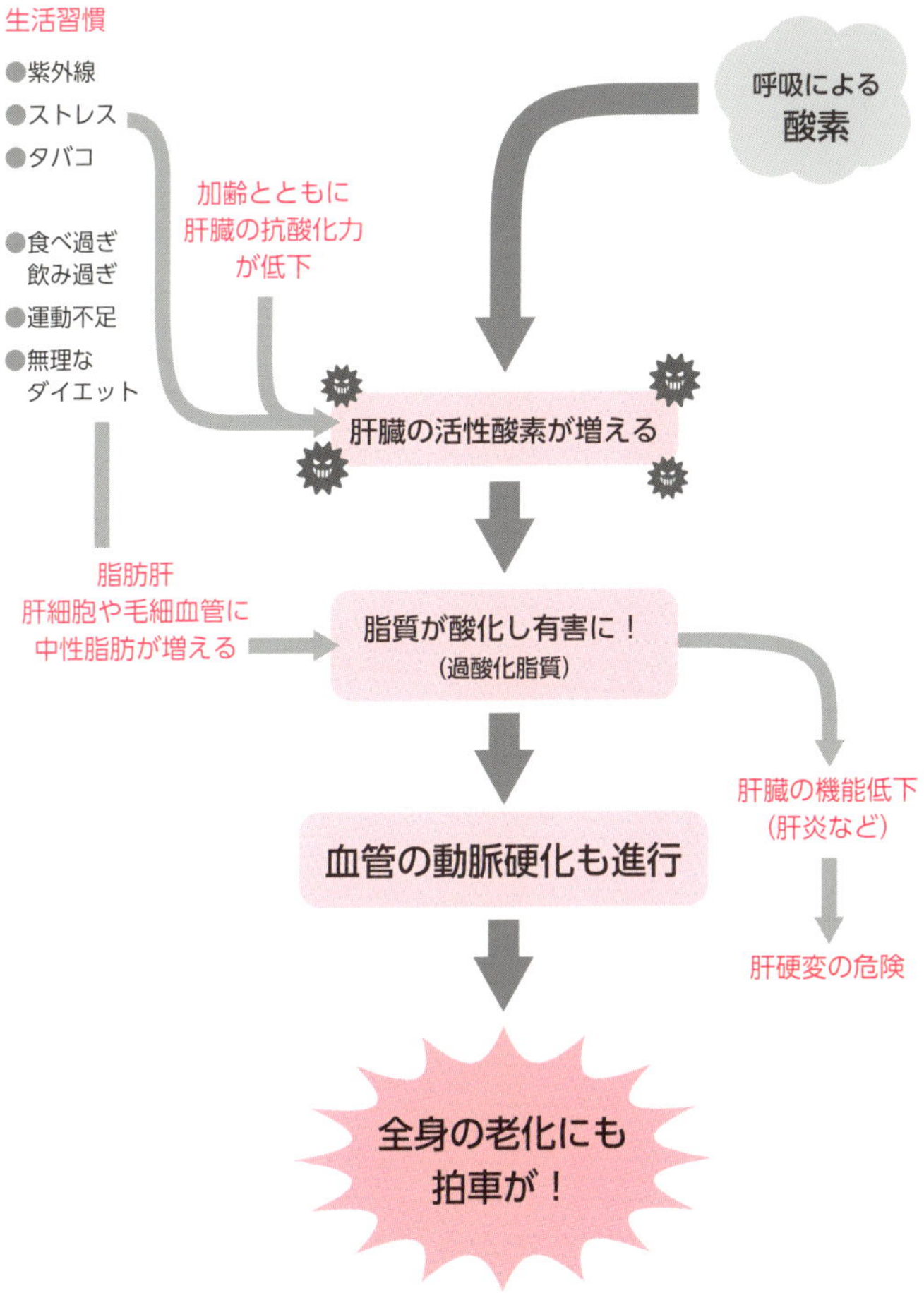

呼吸器は酸化ストレスに弱い臓器です

肺を含む気道は、常に外気にさらされているばかりか、内因性や外因性の原因で生成された、活性酸素などのフリーラジカルによる酸化ストレスを受けやすい臓器だと言われています。そのために、気道の粘膜はさまざまな抗酸化因子をもっていて、酸化還元反応を介して、酸化ストレスを処理することで、生体の恒常性を保っています。

この抗酸化機構が壊れると、呼吸器疾患を引き起こしてしまいます。

気管支炎や気管支喘息のおもな原因には、アレルギーやストレスによるもの（内因性）、細菌やウイルスによるもの（外因性）があります。

気管支喘息は、気管や気管支が急に詰まって、呼吸困難を繰り返す病気です。喘息患者の気道に浸潤した好酸球、好中球、肥満細胞などの炎症性白血球が活性化され、その際に活性酸素を生成することが報告されています。

また、ＳＯＤ活性や、赤血球の過酸化脂質やグルタチオンペルオキシダーゼ活性が低下しているという研究結果の報告があります。

図　酸化ストレスと呼吸器疾患の関連性

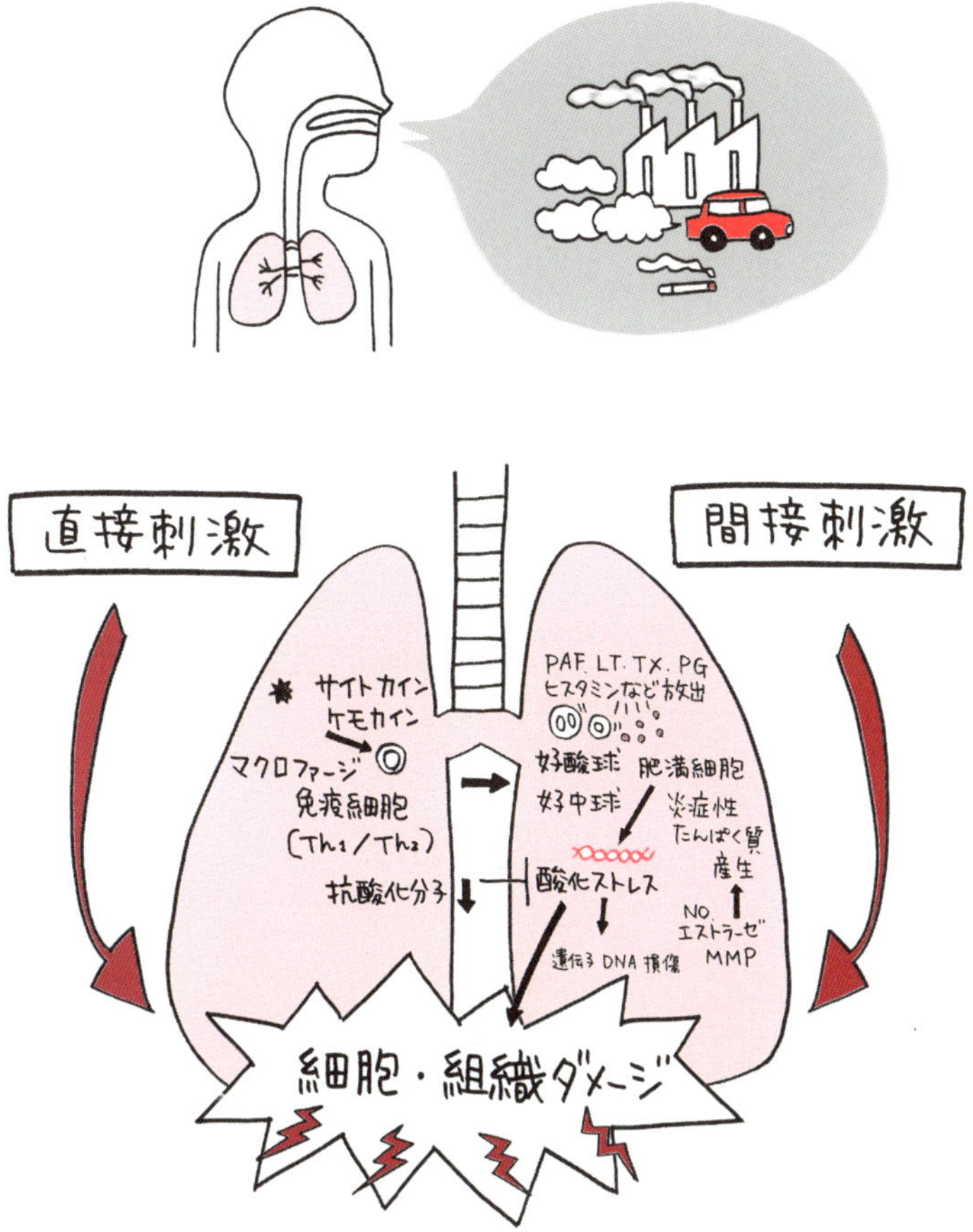

眼の病気……予防はやはり抗酸化物質

さまざまな眼疾患と、活性酸素などのフリーラジカルとの関係も明らかになっています。

眼疾患の中で、比較的話題に出てくるのが白内障です。白内障は、眼の中にある水晶体という部分が白く濁ってくる病気です。水晶体が混濁してくると光が散乱して、光線透過性が低下し、視力低下や、ものがかすんだり、ぼやけたり、まぶしく感じてしまうようになります。

一般的には紫外線や喫煙、糖尿病などによって発症すると言われていますが、フリーラジカルの酸化ストレスによって発症リスクが増加することが知られています。

水晶体はタンパク質によってできています。この水晶体のタンパク質がフリーラジカルによって損なわれることで発症することがわかっているのです。

水晶体にはＳＯＤやカタラーゼなど、活性酸素などのフリーラジカルを除去する酵素が存在します。しかし、加齢などによりこれらの抗酸化機能が低下することで、白

眼疾患も酸化ストレスが影響

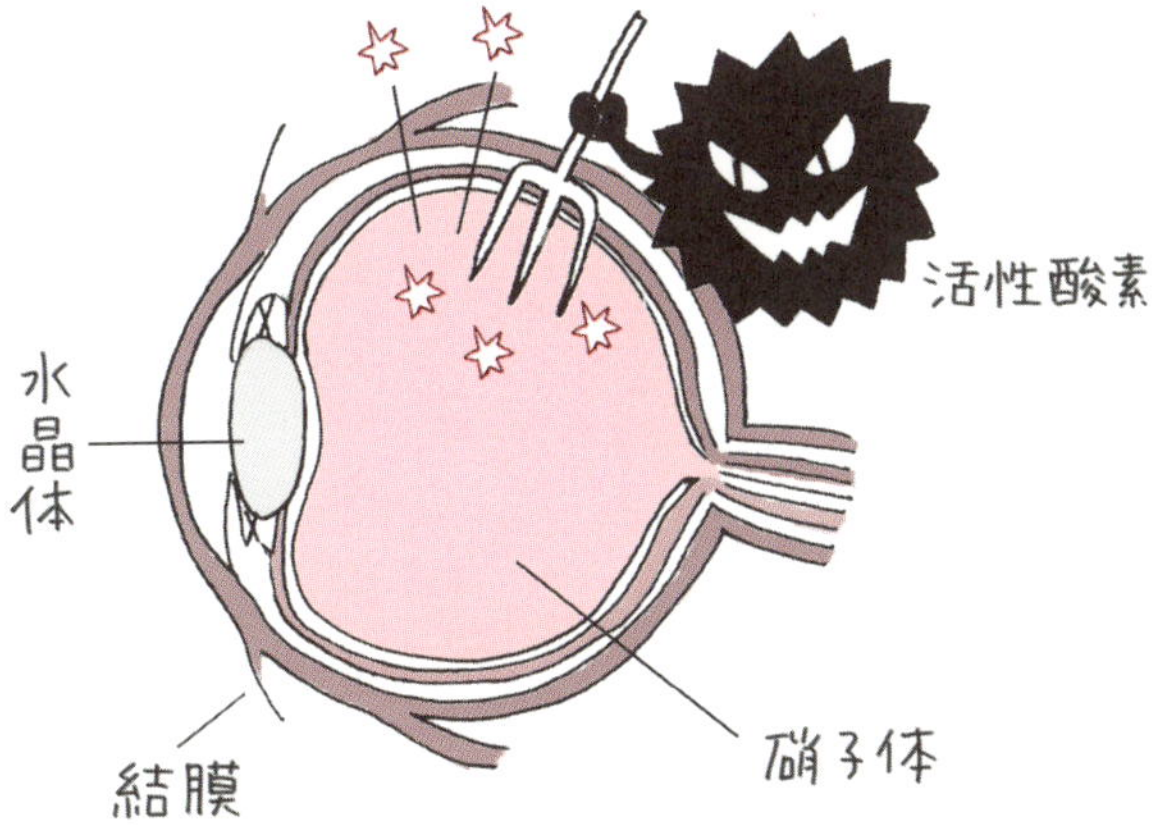

内障が発症するのです。

糖尿病になると、比較的若年でも白内障を発症することがあります。このようなケースでも、水晶体内で抗酸化酵素が低下しているという報告があり、酸化ストレスが影響していることは明らかです。

近年著しく増加している加齢黄斑変性にも酸化ストレスが関わっています。アメリカ国立眼病学研究所の研究によれば、ビタミンA・C・E、亜鉛などの抗酸化物質が、加齢黄斑変性の進行を遅らせたり、予防することが確認されています。抗酸化物質を日常的に摂ることで、SOD活性を高め、眼疾患が予防できるのです。

怖い突然死の陰に酸化ストレスあり

芸能人などの突然死がニュースを賑わすことがありますが、死因はほぼ心筋梗塞や狭心症などの冠動脈疾患です。心筋への血液供給が遮断されることによって起きる病気ですが、発症前の診断は専門医でも難しく、いったん発症したら致命的で、命を落とす患者さんが多いのが現状です。

心不全や心疾患の前兆に動脈硬化がありますが、動脈硬化には酸化ストレスが大きく作用することを先ほど見てきました。

喫煙や高血圧、糖尿病、脂質異常症、加齢などは①スーパーオキシドや③過酸化水素、④ヒドロキシラジカルが生成される原因となります。

過酸化水素などのフリーラジカルは、生理的低濃度においては血管の恒常性維持に重要な役割を果たす善玉因子なのですが、過剰にあると血管病を引き起こす悪玉因子として作用するのです。

酸化ストレス増大が動脈硬化を生む

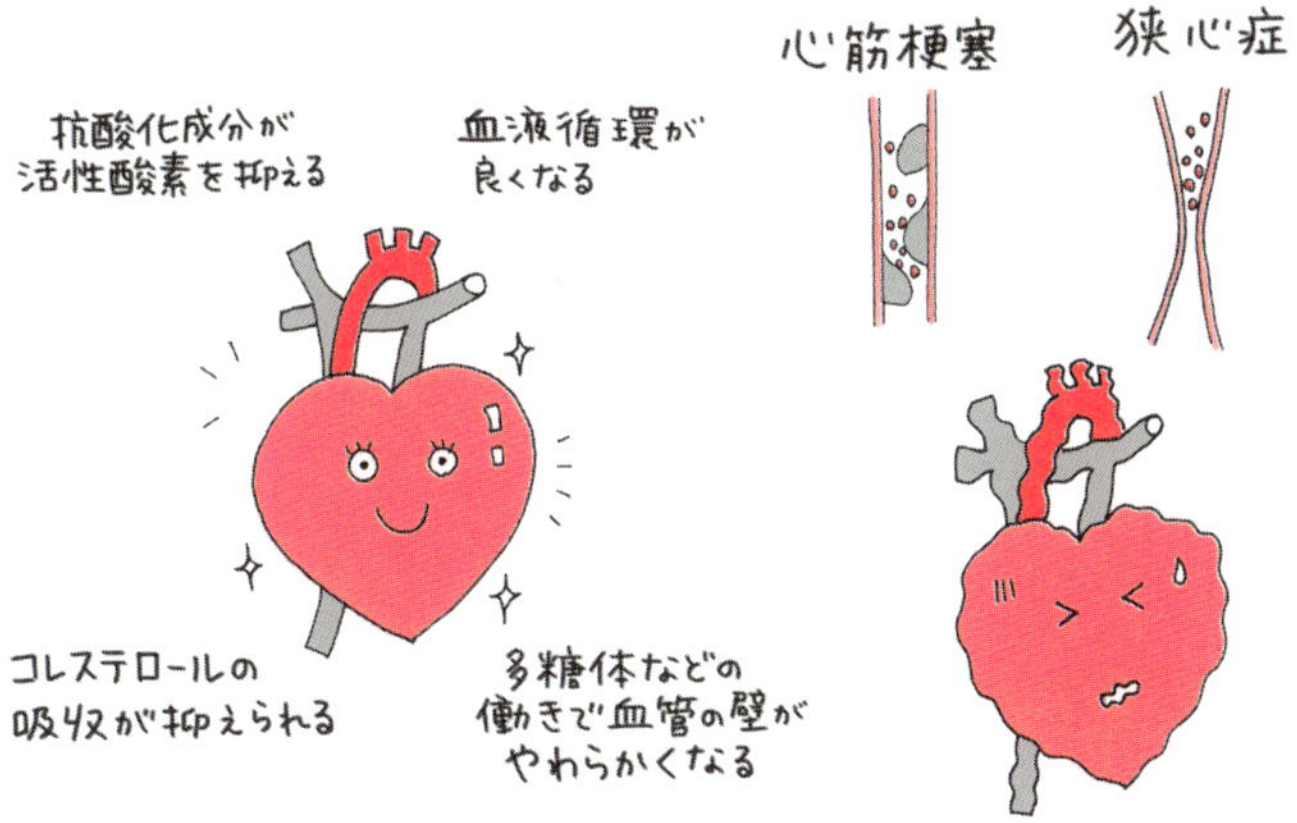
心筋梗塞
狭心症
抗酸化成分が
活性酸素を抑える
血液循環が
良くなる
コレステロールの
吸収が抑えられる
多糖体などの
働きで血管の壁が
やわらかくなる

一方、心不全の患者ならびに心不全のモデル動物における基礎的な臨床研究から、不全心筋において、酸化ストレスが増大していることが明らかになっています。酸化ストレスの発生源はNADPHオキシダーゼ、キサンチンオキシダーゼ、ミトコンドリア電子伝達系が報告されています。

活性酸素などのフリーラジカルの酸化ストレスが、血管病や心筋のミトコンドリアの機能不全を引き起こす原因であることが、最新の研究でわかってきています。

参考文献
論文 アロエベラと血圧（アラブ首長国連邦 アフザル医師）
論文 アロエベラと高血圧（インド アーガウェル博士）

ALOEVERA

慢性腎臓病……悪化すると治らないので要注意！

慢性腎臓病の患者さんは、現在、国内に1300万人いるとされており、まさに国民病というべき状況となっています。この腎臓病こそ、世界的な規模で増加している病気なのです。

腎臓は、体を正常に保つための機能を担っており、慢性腎臓病により腎臓の機能が低下すると、さまざまなリスクが発生します。やっかいなのは、初期には自覚症状がほとんどなく、進行も静かでゆるやかで、あるレベルまで悪くなってしまうと元の状態に戻るような回復は望めない病気であることです。

慢性腎臓病には酸化ストレスが大きく関与しています。

腎臓は、多くの抗酸化物質をもつ臓器で、本来は活性酸素やフリーラジカルを除去する能力が高いのですが、慢性腎臓病の進行過程では、血液をろ過する糸球体のろ過能力が低下するのと並行して、腎臓での酸化ストレスが進行、やがて全身性の酸化ストレス増大に至ることがわかっています。

図　慢性腎臓病と酸化ストレス変化

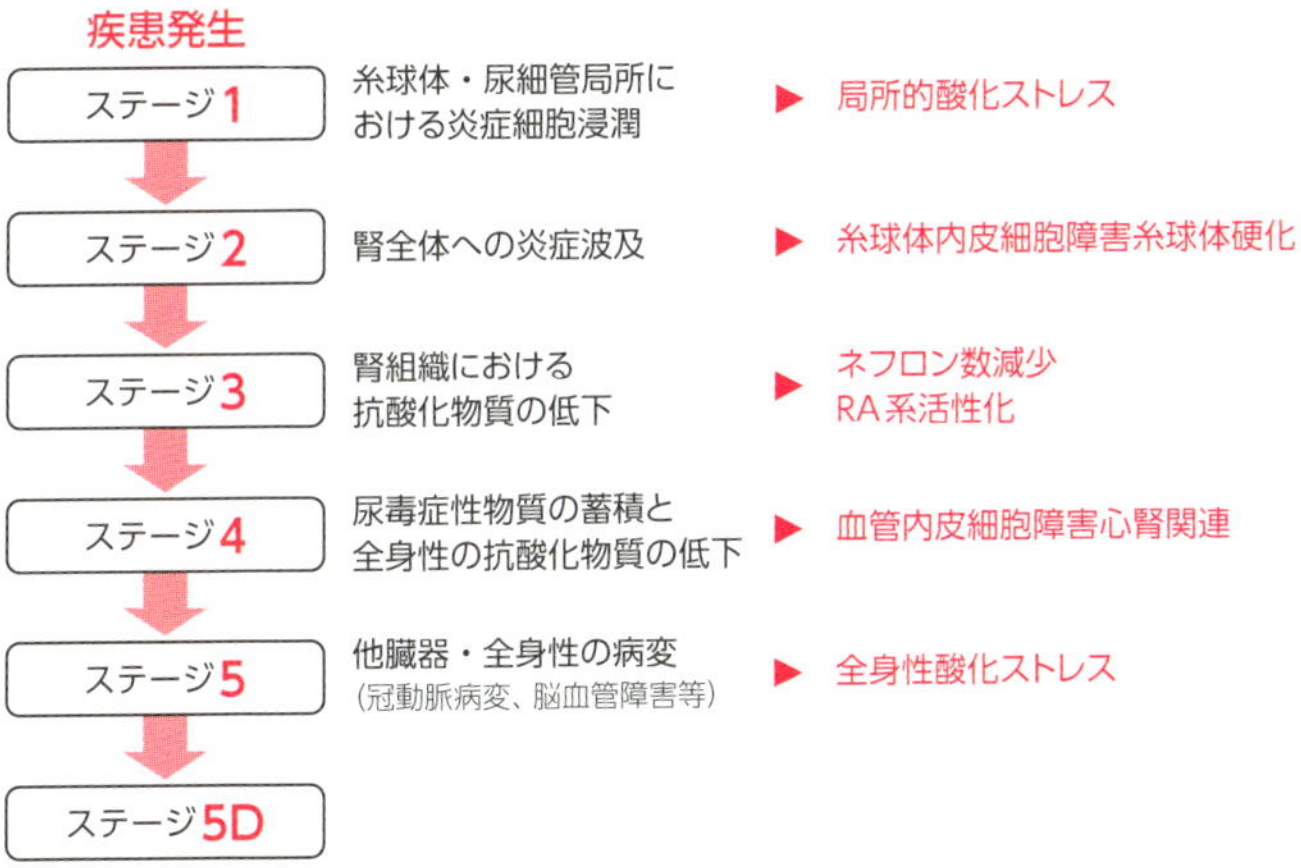
疾患発生
ステージ1
糸球体・尿細管局所における炎症細胞浸潤
局所的酸化ストレス
ステージ2
腎全体への炎症波及
糸球体内皮細胞障害糸球体硬化
ステージ3
腎組織における抗酸化物質の低下
ネフロン数減少
RA系活性化
ステージ4
尿毒症性物質の蓄積と全身性の抗酸化物質の低下
血管内皮細胞障害心腎関連
ステージ5
他臓器・全身性の病変
(冠動脈病変、脳血管障害等)
全身性酸化ストレス
ステージ5D

病気の初期では腎臓の強力な抗酸化能力により、酸化ストレスによる障害は比較的軽微です。

しかし腎臓の基本的な機能の単位である、腎小体と1本の尿細管で構成されるネフロンが障害を受けると、残ったネフロンには過剰な糸球体ろ過負担となって糸球体硬化が起こり、連鎖的に障害ネフロンが作られ、腎機能が低下していきます。

さらに病態が進むステージ3以降では、ビタミンEやSOD、グルタチオンペルオキシダーゼ、グルタチオン還元酵素など、腎内抗酸化物質が急激に減少し、腎各所から全身に酸化ストレスが広がってしまいます。

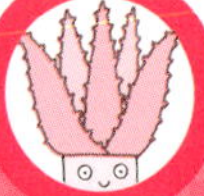

抗酸化力を高めて万病のもと歯周病を防ぐ

歯周病は、細菌の感染によって引き起こされる炎症性疾患です。

体の中でも口腔は、細菌や異物が侵入する最初の器官です。通常の人間では億単位の細菌が存在する場所である口腔は、これに対する防御として、炎症反応を担う炎症細胞が、活性酸素やフリーラジカルを作り出して、異物や細菌の殺菌を行っています。

国民病と言われる歯周病においても、通常の細菌に加えて、歯周病原細菌の感染防御のために、活性酸素やフリーラジカルを作り出しています。つまり、歯周病にかかった口腔には、多くの活性酸素やフリーラジカルが、殺菌のために産生されているということです。

歯周病への感染を防ぐために産出された活性酸素により、口腔内の酸化ストレスは高まります。酸化ストレスに対抗して口腔内の生体防御バランスを保つ役割を担うのが「唾液」です。

唾液には抗酸化作用をもつタンパク質があり、活性酸素やフリーラジカルから口腔

図　口腔における酸化ストレスと生活習慣病

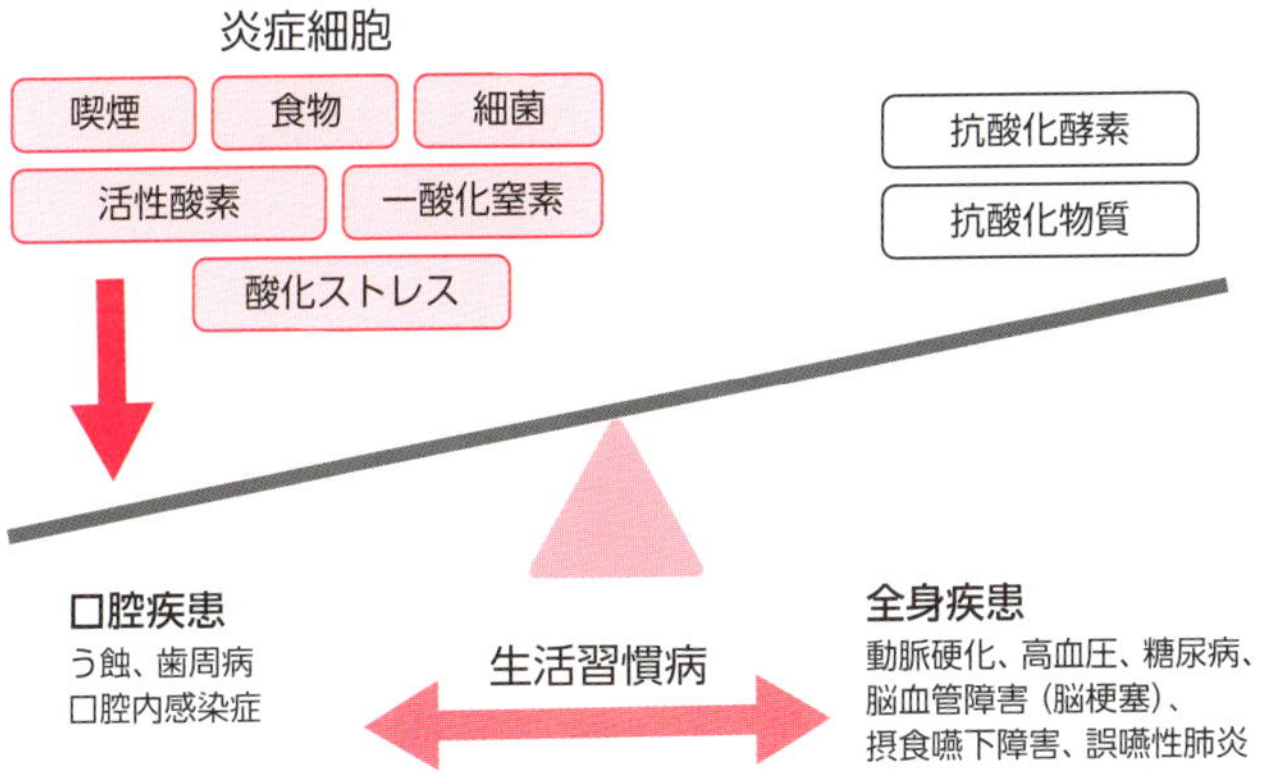

を守ってくれるのです。ですから、唾液が正常に分泌されないと、殺菌のために生み出される活性酸素やフリーラジカルによる酸化ストレスが高まることとなります。

これまで歯周病は、歯周病細菌をおもな原因とする感染症であると考えられてきました。

しかし糖尿病や動脈硬化と同じ酸化ストレスによる血管病として、全身に酸化ストレスを及ぼす病気であるという観点が徐々に明らかになってきています。

その治療にも活性酸素やフリーラジカルを還元する抗酸化剤による治療や、予防医学が今後、重要視されてくるでしょう。

COLUMN

研究で証明されたアロエベラのさまざまな作用

本文で紹介した小林製薬の研究では、これまで紹介したものの他にもアロエベラの美肌効果を確認しています。

肌の状態がよいというのは、皮膚の細胞同士がガッチリくっついて強い構造になっているために、肌荒れなどの肌トラブルが起きにくいということです。

同研究によれば、アロエベラを含ませた培地でヒトの表皮細胞を培養した結果、細胞同士を接着させるタンパク質が増加することがわかったのです。アロエベラの液汁が、強い肌を作りトラブルを防いでくれるというわけです。

同研究ではさらに、次のような観察が報告されています。

ヒトの表皮には４つの層があります。上から角質層、顆粒層、有棘層、基底層という多層構造になっています。

アロエベラを含ませた培地でヒトの表皮細胞を培養したところ、皮膚のバリア機能に重要な役割を果たす顆粒層が厚く、充実することが確認されました。アロエベラにより、バリア機能の高い皮膚構造が作られ、肌年齢をキープできるというわけです。

この研究により、アロエベラの液汁は皮膚細胞に分子レベルで作用し、美肌効果をもたらすことが証明されたのです。

COLUMN

デザイナーフーズピラミッド

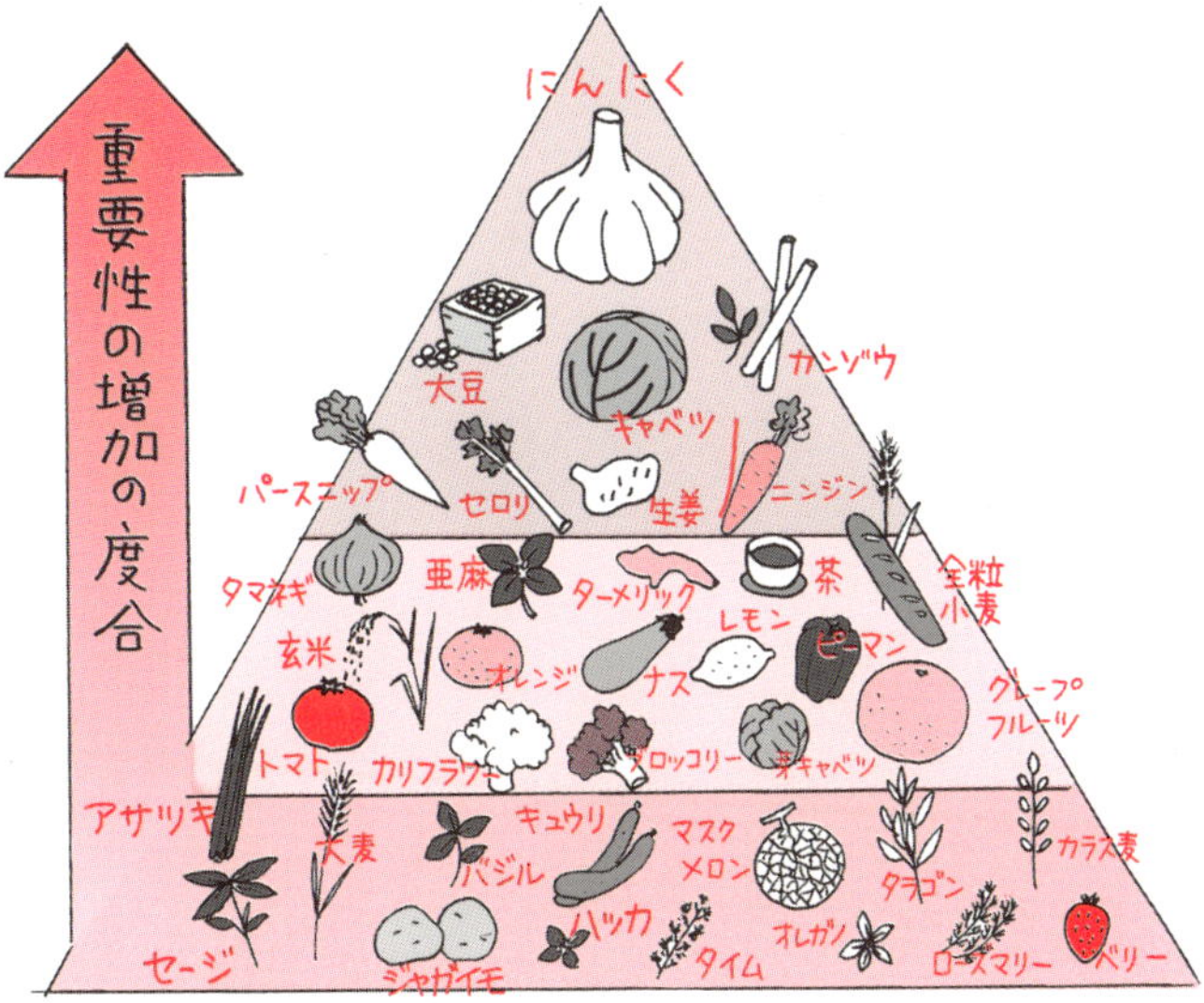

1990年にはアメリカの国立がん研究所が中心となって「デザイナーフーズプロジェクト」がスタートしました。がん予防のために、食品成分がどのような機能を果たすかについての科学的解明をしようというのです。その過程で明らかにされたのが、野菜や果物、スパイスやハーブなどが、がん予防の面から重要度の高い順にピラミッド状に並べた「がん予防の可能性のある食品ピラミッド」（デザイナーフーズピラミッド）です。がん予防に効果があるとされる野菜・果物約40種類が明記されており、その中には、にんにくや生姜、ターメリックといったおなじみのスパイスからバジル、タラゴン、ハッカ、オレガノ、タイム、ローズマリーなどのハーブ類が多数含まれています。

あとがき

私は、アンチエイジングをテーマとしたレーザー治療を行う美容外科を東京都千代田区において開業しています。クリニックで行う治療のテーマは、「肌を若返らせる」「より若々しく、より健康に見える皮膚を作る」ということです。

こうして日々、皮膚を若々しく、かつ健康に保つことを追求しているわけですが、それはすなわち、その方自身の健康を追求することに他ならないことを実感します。なぜなら、皮膚とは人間にとって最大の臓器であるからです。

こうして自ずと、アンチエイジング医学の領域に舵を取った私の前に現れた、治療とは異なる課題が、加齢を促進させる「酸化」や「糖化」などへの対応でした。

とりわけ、大きな課題が「酸化」です。本書で繰り返しお伝えしましたが、現在では体内に発生する活性酸素とフリーラジカルが、加齢の促進とがん化につながることがわかっています。酸化とは人間にとって非常に大きなストレスであり、健康を維持するためには、体の酸化を防ぐことこそが重要なわけです。

そのような思いで、私は最初に「水素」に注目しました。4つある活性酸素すべてに対して効果があるものは、水素だけだからです。

そして今回、私たちの生活の場面でより身近な存在である、アロエベラに着目しました。調べれば調べるほど、アロエベラは非常に優れた抗酸化物質であることがわかり、正直、驚きました。何よりの衝撃は、アロエベラには「SOD活性を上げる」働きがあることでした。がんや重大疾患にならないためには、とにかく、極悪活性酸素「ヒドロキシラジカル」を作らせないというのが、私の持論です。35歳から落ちてくる体内酵素「SOD」だからこそ、アロエベラが救世主となるというわけです。

優れた食材であるアロエベラのよさを知っていただき、体をサビさせない生活を持続することで、より多くの方が「ウエルネス」な生活をお送りいただければ幸いです。

2019年4月吉日

クリニックF　院長
東京都市大学工学部医用工学科　客員教授
医師　医学博士　工学博士　薬学博士　藤本　幸弘

医者《いしゃ》が教《おし》える
アロエベラの体《からだ》にやさしい抗酸化力《こうさんかりょく》

2019年6月4日　初版第1刷
2019年6月7日　　　第2刷

著　者　藤本幸弘《ふじもとたかひろ》
発行者　坂本桂一
発行所　現代書林
〒162-0053　東京都新宿区原町3-61　桂ビル
TEL／代表　03(3205)8384
振替00140-7-42905
http://www.gendaishorin.co.jp/
デザイン　北路社
イラスト　たかいひろこ
編集協力　オフィスふたつぎ

印刷・製本　広研印刷株式会社

乱丁・落丁はお取り替えいたします。
定価はカバーに表示してあります。

ISBN978-4-7745-1775-9　C0047